男性健康科普丛书
上海市医学会男科专科分会组织编写
总主编 **王林辉**

一问一答话

男童性早熟与青春期延迟

主编 **吕拥芬 许丽雅**

上海科学技术出版社

图书在版编目（CIP）数据

一问一答话男童性早熟与青春期延迟 / 吕拥芬，许丽雅主编；王林辉总主编. -- 上海：上海科学技术出版社，2025.5
（男性健康科普丛书）
ISBN 978-7-5478-6500-2

Ⅰ．①一… Ⅱ．①吕… ②许… ③王… Ⅲ．①男性－小儿疾病－性发育－早熟症－诊疗②男性－青春期－内分泌病－诊疗 Ⅳ．①R725.8

中国国家版本馆CIP数据核字(2024)第024619号

一问一答话男童性早熟与青春期延迟
主编 吕拥芬 许丽雅

上海世纪出版（集团）有限公司 出版、发行
上海科学技术出版社
（上海市闵行区号景路159弄A座9F-10F）
邮政编码201101　www.sstp.cn
上海光扬印务有限公司印刷
开本889×1194　1/32　印张7
字数：160千字
2025年5月第1版　2025年5月第1次印刷
ISBN 978-7-5478-6500-2/R·2939
定价：65.00元

本书如有缺页、错装或坏损等严重质量问题，请向工厂联系调换

内容提要

"男性健康科普丛书"由上海市医学会男科专科委员会主任委员王林辉教授组织多家医院的专家共同编写,本书为其中一个分册。本书内容分三部分进行叙述,第一部分概述男童性发育的基础知识;第二部分精选 50 个问题,介绍男童性早熟相关的科普知识,包括睾丸、阴茎变化,以及骨龄、激素与性早熟的关系;第三部分遴选 40 个问题,阐述了男童青春期延迟的常见原因、诊断、治疗、心理和遗传咨询。

本书叙述科学严谨,语言通俗易懂,图文并茂,可读性强,可作为普通大众尤其是男童家长了解男童性发育的参考书。

丛书编委会

总主编　　王林辉
副总主编　刘智勇

编委　　　王　磊　　王军凯　　王林辉
（按姓氏笔画排序）　吕拥芬　　刘智勇　　周任远

编写者

主编 吕拥芬　许丽雅

编写人员（按姓氏笔画排序）

王　斐	上海市儿童医院/上海交通大学医学院附属儿童医院内分泌科
吕拥芬	上海市儿童医院/上海交通大学医学院附属儿童医院内分泌科
吕逸清	上海市儿童医院/上海交通大学医学院附属儿童医院泌尿外科
刘庆旭	上海市儿童医院/上海交通大学医学院附属儿童医院内分泌科
许丽雅	上海市儿童医院/上海交通大学医学院附属儿童医院内分泌科
李　妍	上海市儿童医院/上海交通大学医学院附属儿童医院内分泌科
张　颖	上海市儿童医院/上海交通大学医学院附属儿童医院内分泌科
周莎莎	上海市儿童医院/上海交通大学医学院附属儿童医院内分泌科
袁丹丹	上海市儿童医院/上海交通大学医学院附属儿童医院内分泌科
常国营	上海交通大学医学院附属儿童医学中心内分泌科
龚　艳	上海市儿童医院/上海交通大学医学院附属儿童医院内分泌科
蒋明玉	上海市儿童医院/上海交通大学医学院附属儿童医院内分泌科

丛书前言

现代社会经济高速发展,人们的生活节奏越来越快,来自工作和生活上的双重压力影响着身心健康。在传统的中国家庭中,男性通常扮演着"顶梁柱"的角色,承受着巨大的工作和精神压力,过度劳累、不良生活方式、环境污染等问题,更是时刻威胁着男性的健康。在人口老龄化、出生人口逐年下降的大背景下,男性健康问题已经越来越被大众所重视,如男性不育症、男性性功能障碍、男性更年期综合征、前列腺疾病等各种健康"男"题备受关注。

为了普及男科健康科普知识,上海市医学会男科专科分会组织上海十余家三甲医院的近三十名泌尿外科、男科及生殖医学专家、科普专家共同执笔,以生动易懂的文笔及幽默轻松的风格,将"男性健康科普丛书"呈献给大家。丛书编者们长期工作在临床一线,有着丰富的临床经验,在编写时本着严谨、科学的理念,力求将晦涩的医学知识用通俗易懂且准确的语言传递给读者。

本套丛书编写历时近3年,共分为5册。采用一问一答的方式,旨在答疑解惑,让读者正确认识各种男性健康问题,树立男性健康观念,养成良好的生活方式。丛书内容涵盖男童性发育、男性生育力保存、前列腺疾病、精索静脉曲张、男性外生殖器疾病等男科的方方面面,既有专家在临床中遇到的案例,也有患者关心的男科疾病诊治、养生保健问题及其解答,更有男性健康疾病诊治的最新医学进展。

本套丛书的出版,得到了上海市医学会男科专科分会专家们的大力支持。自1996年第一届委员会成立以来,上海市医学会男科专科分会已走过近 30 年的光辉历程。30 年来,分会一直致力于男科健康科普宣传工作及男科疾病的诊治,在此套丛书出版之际,我谨向上海市医学会男科专科分会及为该套丛书的编写而辛勤付出的各位专家表示衷心的感谢!

最后,也祝广大男性读者身体健康,家庭幸福!

于上海

前言

在临床工作中经常会碰到男孩因为身材矮小来就诊，摄骨龄片发现骨骺融合已无生长潜能，家长误以为变声或长喉结才是青春期发育的开始因而错失治疗时机；也经常遇到男孩十五六岁了还没有第二性征发育，家长误以为是晚熟引起的……每当这时，我都会萌发一种强烈的愿望，希望我们能做一些工作，帮助这些有男孩的家长更好地了解男孩的生长发育过程。

与女孩的青春期发育相比，男孩的性发育异常往往被忽视，家长的认识中存在不少盲点及误区，也难以准确判断孩子的发育状态。性早熟与青春期延迟，这两种看似极端的情况，实际上在男孩生长发育过程中并不罕见。这些疾病不仅关乎孩子的身体发育，更影响着他们的心理健康和社会适应能力。及时的诊断和治疗对于男孩的生长发育和未来的生活质量至关重要。

恰逢上海市医学会男科专科分会主任委员王林辉教授主编科普丛书，本书有幸成为其中之一，也是唯一专注于男孩性发育的分册。本书历经 3 年编撰而成，希望能普及相关知识，帮助家长深入了解男孩的性发育特点、正确观察和评估男孩的生长发育状况、及时发现可能存在的问题并寻求专业帮助，让更多的家庭受益，让更多的男孩健康成长。

吕拥芬

2025 年 2 月

目录

总论

- 01 青春期发育的"总司令"在哪里？……2
- 02 男孩青春期有哪些常见的问题？……4
- 03 是谁打开了男孩青春期发育的"开关"？……6
- 04 男孩青春期发育过程中身体会有哪些改变？……8
- 05 男孩青春期发育的正常顺序是怎样的？……10
- 06 男孩不同阶段雄激素会有变化吗？……11
- 07 男孩胎儿期性器官的发育会影响青春期吗？……13
- 08 男孩青春期身高增长有什么规律吗？……15
- 09 性激素各项检查代表什么？……17
- 10 睾丸和阴茎大小如何测量？……19

男童性早熟篇

- 01 为何要重视男童性早熟？……24
- 02 男童性早熟和女童有哪些不同点？……25
- 03 性早熟的男孩一定会长不高吗？……27

- 04 男童性早熟会影响以后的正常生育功能吗？……28
- 05 男孩唇毛多,就是性早熟吗？……30
- 06 阴茎和睾丸都不大,发现阴毛或腋毛是怎么回事？……32
- 07 男童出现乳房肿痛是怎么回事？……34
- 08 男孩个子长得太高,是性早熟吗？……36
- 09 男孩睾丸不大,阴茎明显变大了,是怎么回事？……37
- 10 男孩阴茎勃起是性早熟吗？……39
- 11 男童真性性早熟是怎么回事？……41
- 12 男童性早熟还有假性的？……43
- 13 男童真性性早熟和假性性早熟,哪个危害更大？……45
- 14 为何假性性早熟会变成真性性早熟？……47
- 15 如何鉴别是真性性早熟还是假性性早熟？……49
- 16 发现男童性早熟以后需要进一步做哪些必要检查？……51
- 17 促性腺激素释放激素激发试验是一种检查吗？……53
- 18 骨龄是预测成年身高的神器吗？……54
- 19 男童真性性早熟为什么做垂体 MRI？……57
- 20 为什么性早熟要查甲状腺功能？……58
- 21 男孩出现性早熟后,会有哪些心理问题？……60
- 22 一旦男孩出现遗精,是否就长不高了？……62
- 23 哪些肿瘤会导致男童性早熟？……63
- 24 家族性高睾酮血症是什么？……65
- 25 为什么先天性肾上腺皮质增生症会引起男童性早熟？……66
- 26 男童性早熟是吃出来的吗？……69
- 27 男童性早熟会遗传吗？……71
- 28 男孩肥胖会引起性早熟吗？……73

29. 补钙会引起骨龄增长吗？……75
30. 总是看成人影视剧，会导致性早熟吗？……78
31. 男孩经常触摸自己的生殖器会引起性早熟吗？……80
32. 男孩青春期常见的饮食误区有哪些？……82
33. 男童性早熟有哪些治疗方法？……84
34. 为何女孩性早熟可以吃中药，男童不用吃中药？……86
35. 男童性早熟什么情况下需要 GnRHa 药物干预治疗？……88
36. GnRHa 是什么药物？……89
37. GnRHa 治疗过程中的注意事项有哪些？……91
38. 延迟或遗漏 1~2 个月注射 GnRHa 会有什么影响吗？……93
39. 男童骨龄 16 岁，明显超前，还能打性抑制针治疗吗？……94
40. 为何说男孩长胡须或出现变声后就医有点迟了？……96
41. 为何医生说不用打针，观察随访也是一种治疗方案？……98
42. 是否所有男童真性性早熟都要联用生长激素治疗？……100
43. 青春期男童个子矮小的原因有哪些？……102
44. 父母不高，男童性早熟联合生长激素治疗后，能超过遗传身高吗？……104
45. 男童既往因矮小症一直使用生长激素注射治疗，会导致性早熟吗？……107
46. 生长激素是什么药物？……110
47. 生长激素是否与 GnRHa 相克？……112
48. 生长激素有副作用吗？……114
49. 为什么芳香化酶抑制剂能抑制骨龄进展？……117
50. 男童性早熟能预防吗？……119

男童青春期延迟篇

- 01 男孩不发育是否就是晚发育？……124
- 02 男孩一直不发育有什么严重后果吗？……125
- 03 如何早期判断男孩青春期延迟？……127
- 04 男性青春期延迟的原因有哪些？……132
- 05 哪些慢性疾病会导致青春期延迟？……134
- 06 男童青春期延迟有家族遗传吗？……136
- 07 男孩身材矮小与青春期延迟有关系吗？……139
- 08 孩子迟迟不发育，医生会做哪些检查？……141
- 09 青春期前男孩可以评估性腺功能吗？……143
- 10 男孩发育延迟为何要查染色体？……145
- 11 SRY 基因是什么？……147
- 12 AMH、INHB 是什么激素？……149
- 13 睾丸 B 超检查会损伤睾丸吗？……151
- 14 促性腺激素释放激素激发试验在青春期延迟诊断中的意义是什么？……153
- 15 人绒毛膜促性腺激素激发试验又是怎么回事？……154
- 16 为什么部分青春期延迟的孩子会出现嗅觉障碍？……156
- 17 普拉德-威利综合征会影响性发育吗？……158
- 18 "女孩"原来是男孩——雄激素为什么会不起作用？案例 1……160
- 19 "女孩"原来是男孩——雄激素为什么会不起作用？案例 2……162
- 20 什么是克氏综合征？……164
- 21 男童怎么会乳房发育呢？……167

22. 为什么我家小胖娃的"小鸡鸡"很小？……168
23. 阴囊里摸不到睾丸会影响以后的发育吗？……170
24. "小鸡鸡"小的原因有哪些？会影响以后的发育吗？……171
25. 什么是尿道下裂？家长如何判断孩子是不是尿道下裂？……173
26. 睾丸里有积液是怎么回事？……174
27. 睾丸微结石会影响青春期发育吗？……175
28. 垂体功能减退是怎么回事？……176
29. 什么是性发育异常？……179
30. 哪些情况要警惕性发育异常？……180
31. 为什么性发育异常需要多学科医生合作？……183
32. 什么情况下需要进行睾丸活检？……185
33. 小男婴也有"青春期"？……187
34. 为什么要尽量避免对男孩睾丸进行X线检查？……188
35. 男孩青春期延迟是否都需要治疗？……190
36. 男孩青春期延迟有哪些治疗方法？……192
37. 可以装 GnRH 脉冲泵诱导青春期发育吗？……194
38. 双氢睾酮凝胶会加速骨龄进展吗？……196
39. 青春期延迟的心理影响及对策有哪些？……197
40. 什么样的青春期延迟家庭需要进行遗传咨询？……200

参考文献……203

总论

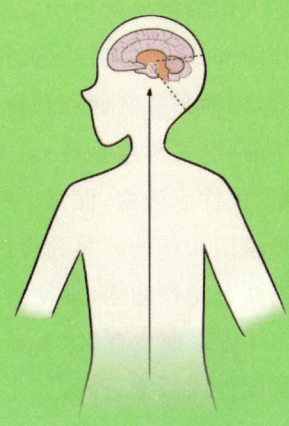

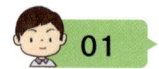

01 青春期发育的"总司令"在哪里?

一般来说,男孩 11 岁(女孩 10 岁)开始进入青春期,这个时期是儿童向成年转变的过渡阶段,第二性征开始发育(男孩表现为睾丸及阴茎增大、胡须出现、喉结突出,以及声音变低沉、脸上出现痤疮等;女孩表现为乳房增大、月经来潮),此外还会伴随身高快速增长。相信大家都会很好奇,为什么到这个阶段机体就会发育了呢?是什么触动了青春期发育的开关?青春期发育的"总司令"又在哪里呢?

Science 在其创刊 125 周年之际将"是什么引发了青春期"列为最具挑战性的 125 个科学前沿问题之一,提示我们需要对这一在众多物种中普遍存在的现象的发生机制进行更深入的研究。

人体重要的神经内分泌轴主要有下丘脑-垂体-生长轴、下丘脑-垂体-甲状腺轴、下丘脑-垂体-肾上腺轴及下丘脑-垂体-性腺轴(HPG轴),其中 HPG 轴是控制人体性激素分泌的分支。下丘脑位于大脑腹面、丘脑的下方,是神经内分泌系统的高级中枢,在这里有一种神经元称为促性腺激素释放激素(GnRH)神经元,它负责合成和分泌 GnRH。垂体位于颅中窝蝶骨体的垂体窝内,借漏斗部连于下丘脑,是人体最重要的内分泌腺。按照细胞来源不同,垂体分为前叶和后叶两部分:垂体后叶(又称神经垂体)由于不含腺体细胞,不能合成激素,因而只负责储存和释放由下丘脑产生的催产素和抗利尿激素;垂体前叶(又称腺垂体)负责合成和分泌六大类重要激素:促甲状腺激素、促性腺激素、促肾上腺皮质激素、生长激素、催乳素及促黑素。性腺包括女孩的卵巢及男孩的睾丸,它们接受来自垂体的激素信号,合成并分泌性激素,促使第二性征发育。

青春期发育时,下丘脑以脉冲形式分泌 GnRH 刺激垂体前叶分泌促性腺激素,即黄体生成素(LH)和卵泡刺激素(FSH),促进卵巢和睾丸发育,并分泌雌二醇和睾酮。儿童期,由于受到中枢神经系统的控制,以及对性激素的负反馈非常敏感,GnRH的分泌量甚少,血清LH及FSH均较低下。在婴儿早期HPG轴是短暂活跃的,这个时期也被称为"小青春期",表现为较高的GnRH、FSH、LH和性激素水平,随后HPG轴转入"沉默期",一直到青春期启动才再次转为"激活"状态。有关触发"小青春期""沉默期""青春期激活"的原因仍然是未解之谜,但可以确定的是位于下丘脑的GnRH神经元及垂体前叶在HPG轴中的作用至关重要。所以青春期发育的"总司令"是位于大脑中的下丘脑和垂体,这也是医生建议青春期发育异常的孩子做GnRH激发试验及下丘脑-垂体磁共振成像(MRI)的原因。

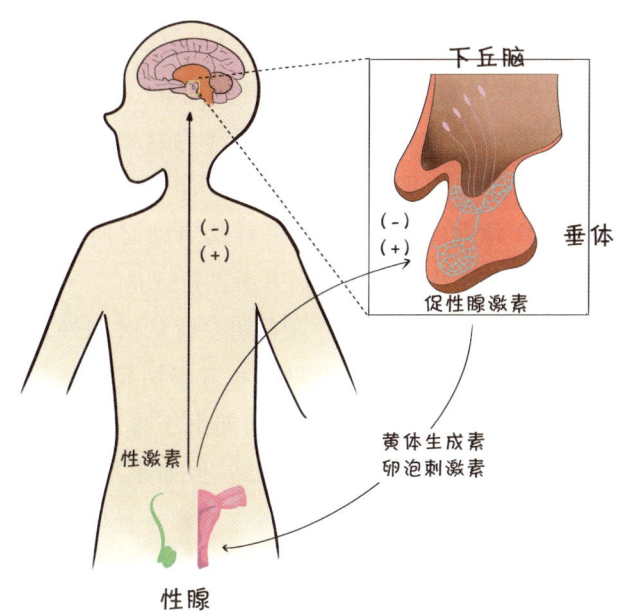

下丘脑-垂体-性腺轴

(吕拥芬)

 ## 02　男孩青春期有哪些常见的问题？

　　男孩青春期是从儿童状态到生殖系统发育成熟的一个过渡期。在这一阶段，随着生殖系统逐步发育、第二性征的出现，同时伴有身高的快速增长，以及复杂的精神心理改变，男孩最终发育成为与女性差别明显的成熟个体，并获得生育功能，成熟为男人。家长对这一阶段都非常重视，希望家里的小小少年能很好地度过青春期，成为一名俊秀挺拔的小青年。那这一期间男孩常见的青春期发育异常表现在哪些方面，家长需要关注的重点又在哪里呢？

　　正常情况下，在适当的时候（男孩常在11～12岁时），机体将进入青春期，逐渐完成性发育。而男孩青春期发育的主要变化集中在生殖器，阴毛生长，肌肉力量增强，变声及面部毛发增加。男孩青春期启动的第一个特征是睾丸增大，在青春期发育中期出现最快生长突增。对青春期发育异常的诊断，应着重对其启动时间、发育方向、青春期发育开始后的速度及节律等几个方面进行评估。

　　其中最常见和受关注最多的是青春期发育的时间性。我们按照男孩青春期启动的时间早晚分为性早熟和青春期延迟。男孩在9岁之前出现第二性征为性早熟，在性发育初期由于骨龄的加速增长，此类男孩暂时获得了比同龄儿童更高的身高，但如果不进行治疗，后期则由于骨骺过早融合将会导致成年身高达不到爸爸妈妈的遗传靶身高。性早熟男孩青春期特征及生殖器官发育成熟均比同年龄儿童明显提前，但心智和性心理尚未成熟，因此容易发生社会问题。同样，临床上也存在各种各样的原因导致机体不能正常启动青春期，如男孩到14岁仍无第二性征发育则称为青春期延迟，表现为童声、无胡须、小阴茎、幼稚型睾丸等。青春期延迟可引起身高突增延迟、性腺功能低下及一系列心理问题。对性早熟和青春期延迟的男孩，内分泌医生都会详细询问病史，做全面的体格检查，选择完善一系列相关的实验室检查以明确病因及性质,并进行相应的治疗。乳房发育是女孩进入青春期的重要表现,但部分正常男孩青春期也可以出现一过性乳房增大,大多随着青春期发育的进展可自行消退。如果男孩乳房发育持续较长时间,并出现疼痛、乳房肿块等症状,或是在青春期发育前出现乳房发育,这些都需要引起家长重视,需要去医院儿童内分泌科门诊及时就诊。

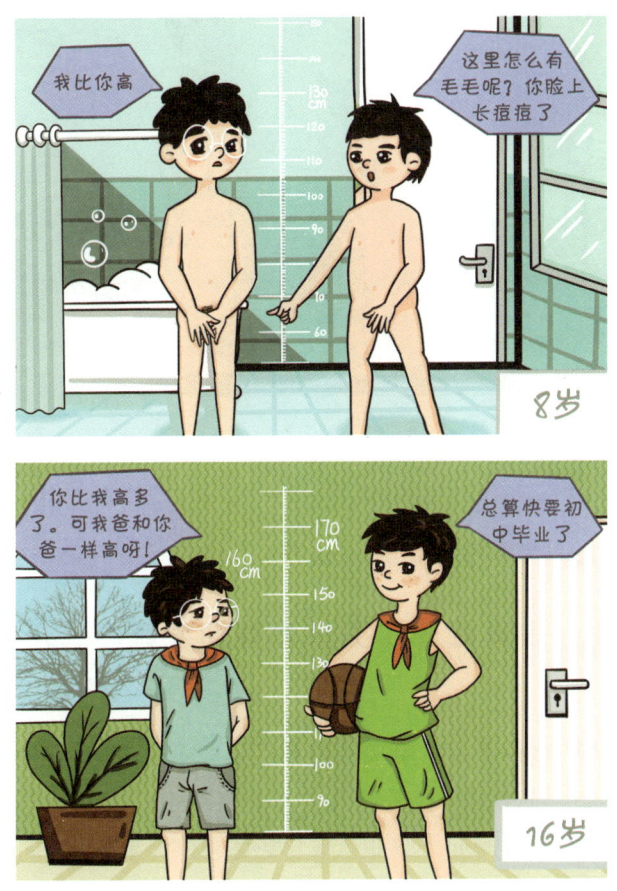

因此,家长如果发现男孩9岁前出现了第二性征就需警惕性早熟,反之如果14岁仍未出现第二性征需要考虑青春期延迟,这些情况

下都应该带孩子及时就诊，完善相关的检查，以免耽误治疗。如果孩子出现的性征与实际性别相矛盾，如男孩出现乳房发育等，也需要密切观察，定期随访。

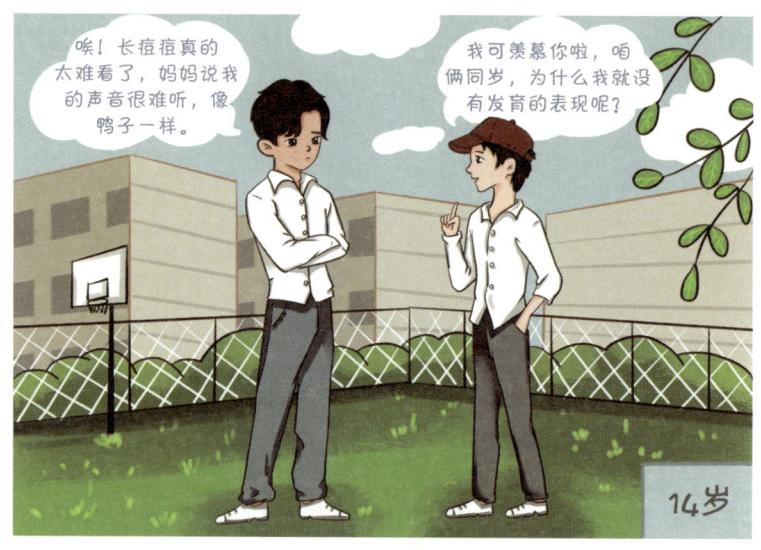

（吕拥芬）

 **03　是谁打开了男孩青春期发育的"开关"？**

　　青春期启动和正常生殖功能的调控是一个复杂的网络结构，受到遗传、营养、疾病、精神、心理及内分泌激素等多种因素的影响。一般人群的青春期启动时间差异很大，主要受遗传因素影响，同卵双胞胎相关研究表明，青春期启动时间的70%～80%可以用遗传因素来解释。在种族内、家庭内的研究中发现，青春期启动的50%～80%是由遗传因素决定的，高达20%的青春期启动涉及环境因素，如宫内条

件、营养、压力和暴露于内分泌干扰物,它们与下丘脑信号的相互作用并参与青春期启动。

而在遗传因素当中,KISS1/GPR54信号系统在下丘脑-垂体-性腺轴的启动机制中发挥了极为关键的作用,吻肽(kisspeptin)及其受体已成为青春期启动和生殖功能的"守门人"。研究人员最早从黑色素瘤细胞系中分离出kisspeptin,并认为它是来自54-氨基酸蛋白的转移抑制基因(正式命名为KISS1)。1999年,G蛋白偶联受体(GPR54)被发现是甘氨酸受体家族的成员;2001年,研究人员宣布kisspeptin是GPR54的天然配体,因此GPR54被称为kisspeptin受体(KISS1R)。

KISS1是促进GnRH分泌的强有力的刺激物,它可以在下丘脑水平双向调节性激素的反馈作用。基因*KISS1*表达产物kisspeptin通过与GnRH神经元表达的KISS1R(即GPR54)结合传递信号,kisspeptin不仅增加了GnRH的分泌,而且还增加了GnRH的表达,启动下丘脑-垂体-性腺轴,促发青春期启动。当青春期一开始萌动,*KISS1*基因就立即和大脑中的下丘脑接通了,接着它会向另外一种重要的*GPR54*基因发送信号,然后*GPR54*基因就接受指令,人体开始产生大量的激素。这样,人的青春期就被启动了。人一出生,身体内就携带了全部的生殖激素指令,但是在儿童期这些指令则一直处于休眠状态。

在胎儿发育过程中,睾丸下降和生长需要GnRH分泌。*GPR54*突变导致隐睾症。在新生儿和青春期,kisspeptin刺激GnRH分泌,维持促性腺激素水平和功能。*KISS1/GPR54*的突变会引起青春期发育障碍,导致男性不育和女性不孕。

kisspeptin/KISS1R系统基因激活突变导致中枢性性早熟,对于每个性发育分期,女孩往往比男孩具有更高的kisspeptin水平,这可以解释为什么女性青春期时间更早。kisspeptin水平升高和与kisspeptin信号传导增加相关的突变都与中枢性性早熟相关。在人类和动物模型中进行的生理和药理学研究表明,kisspeptin是GnRH依赖性LH分泌的最有效的刺激剂。对啮齿动物、灵长类动物或人类应用低剂量的kisspeptin,

都能够触发强烈的 GnRH 依赖性促性腺激素释放。

此外,男孩青春期开始时,kisspeptin 还参与下丘脑-垂体-性腺轴的调节,促性腺激素水平升高,促使睾丸逐渐发育,曲细精管发育完善,生精细胞发育成熟,产出精子。与此同时,促性腺激素水平也升高,促使睾丸内的间质细胞发育,并产生男性激素睾酮,促进男性生殖器官进一步发育和第二性征的发育。

(刘庆旭)

 **04　男孩青春期发育过程中身体会有哪些改变?**

在跨入青春期的门槛时,相比女孩最早出现的乳房发育,男孩的青春期发育似乎更隐蔽一些,不知不觉就从男孩蜕变成了身姿挺拔的青年。

男孩的青春期通常会以睾丸的增大作为初始的标志,整个青春期会经历体格生长的加速、性发育逐渐成熟、心理发育改变等多方面的问题。

孩子的身体是怎样逐渐改变的,这一直是最直观也是孩子和父母最关心的部分。

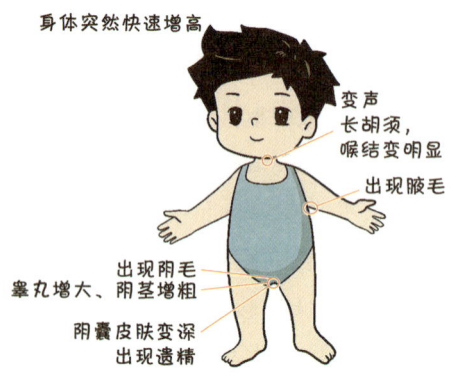

在青春期前,男孩的睾丸通常小于 4 mL。检查孩子的睾丸大小时,可以轻轻贴住阴囊的皮肤以便更清楚地观察睾丸的轮廓,多数情况下它就像一粒小而圆润的花生。

男孩如果在 11 岁前出现睾丸增大,就需要警惕有无发育提前情况了。进入青春期后,孩子的睾丸开始逐渐变大,阴茎的发育也紧随其后,阴囊的皮肤会开始变得松弛,伴随着颜色的加深。当睾丸的容积从 4 mL 逐渐增大到 12 mL 左右时,也意味着孩子已经进入了青春期中期。

观察腋毛、阴毛的生长也是评估孩子发育程度的一个很好的途径。但是影响腋毛、阴毛甚至体毛生长的,不只是性发育中逐渐上升的性激素水平。

肾上腺作为人体内另外一个重要的内分泌器官,也可以影响到腋毛和阴毛的生长,所以有相当一部分的孩子,虽然出现了腋毛或阴毛,却并不会同时出现睾丸增大、生长加速等发育的表现。仅以这些毛发的出现作为证据,还不能断言孩子是不是已经开始发育了。如果父母没法自行辨别体毛发育的性质,把孩子带到内分泌科门诊做一些简单的检查就能解决这些困惑了。

一些父母直到孩子出现明显的胡须、喉结甚至变声才意识到孩子的发育,就似乎有些"粗心"了。这些特征都标志着孩子的发育有可能已经进入了青春期的中后阶段。而青春期发育开始后的 3~4 年,可能会迎来孩子的首次遗精,大约在 15 岁,即从初中进入高中的这个阶段。遗精属于正常的生理现象。

除了第二性征的出现,男孩的体格及体态也会出现明显的变化。比如雄激素水平的升高,将会促进男孩肌肉的生长;同时,孩子将迎来人生中最重要的生长加速过程,其中的变化规律我们将在后文中和大家继续分享。

同样,青春期也是影响到成年后肥胖的关键时期,高热量的食物、两餐间零食的摄入、课业繁重而养成久坐的习惯、业余时间对于电子产品的过度依赖,都容易使这个阶段的孩子贮存更多的脂肪。对于男孩的性发育而言,下腹部过厚的脂肪会影响阴茎的外露;而肥胖造成的打鼾、睡眠呼吸暂停,则会通过影响睡眠质量而影响到孩子的生长速度。

(袁丹丹)

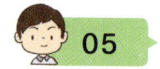

05　男孩青春期发育的正常顺序是怎样的？

帆帆，12岁3个月，初中二年级，身高168 cm，体重54 kg，身高一直比周围同龄男孩要高出一个头，乐观开朗，成绩在班上名列前茅，家人、老师和亲戚朋友都非常喜欢他，一直是旁人眼中的"别人家的孩子"。最近，帆帆妈妈高兴不起来了，因为她发现最近3个月自家儿子身高只长了1 cm不到，没有以前长得快了。这天，帆帆在父母的陪同下来到儿童内分泌科门诊咨询身高问题，医生在了解完病史，进行详细的体格检查后告诉爸爸妈妈："男孩变声后就长得慢了，身高快长期已经过了。"妈妈听后不敢相信，说："我们还以为男孩晚长，要17岁、18岁才长得快，变声是刚发育的表现。"完善骨龄检查后结果显示超过实际年龄2年以上，预估帆帆成年身高在172 cm左右。而他爸爸身高182 cm，妈妈也有166 cm，按照遗传身高要长到180.5 cm。

青春期发育是一个连续的过程，且具有一定的规律。一般来说，每个人都将经历青春期发育前期、青春期发育早期、快速发育期、青春期发育晚期和青春期发育完成。随着性腺功能初现、肾上腺皮质功能初现，以及随后的性器官和第二性征发育，男孩、女孩各种青春期发育事件的发生按照特定的模式和一定的顺序进行。

正常情况下，男孩在适当的时候，通常在11～12岁时，机体将进入青春期。标志是：睾丸体积增大；身高激增；声音变低沉；胡须、腋毛、阴毛、阴茎生长；性激素水平开始升高；骨龄达11～12岁。男孩性发育首先表现为睾丸容积增大，睾丸容积≥4 mL（睾丸容积＝长×宽×厚×0.71）或睾丸长径＞2.5 cm，提示男性青春期发育。继而阴茎增长增粗，阴毛、腋毛生长，声音低沉，胡须生长，出现遗精。性发育的速度存在明显个体差异，男孩生长加速在变声前1年。一般性发育过程可持续3～4年，男孩Tanner分期进展与女孩类似，但从睾丸开始增大至遗精历时比女孩稍长。

青春期是青少年到成人的过渡时期，从第二性征出现至性成熟及体格发育完善的一段时期，男孩成熟为男人的全过程。此期有性征的出现及性生理的逐渐成熟，男孩表现为睾丸、阴茎的发育和第二性征的出现。

进入青春期，各系统器官发育的重要标志是生殖系统的迅速发育成熟。各生殖器官及第二性征的发育遵循着一定的规律。男孩12岁左右开始睾丸增大，继之阴茎增大，阴囊皮肤变松、着色，腋毛、阴毛出现，接着出现胡须、喉结及变声。睾丸增大是男孩青春期启动的最早征象，胡须、喉结及变声则表明已进入青春期后期阶段。首次遗精平均发生在14～15岁。

体格发育方面的重要标志是生长突增，身高增长明显加速。男孩一般在12岁左右开始生长加速，14～15岁是身高增长最快的阶段，达到身高增长速率的峰值，每年可平均增长10 cm左右，16岁身高增长速度减慢，18岁左右身高增长停止。

青春期是整个生命历程中由幼稚走向成熟的一段关键时期，就像是整个生命协作曲变奏时的一段华丽乐章。经过该时期机体发生剧烈的生理、心理变化，获得性成熟，具备生殖能力，能够繁衍后代。根据青少年青春期发育的规律，如果男孩达到14岁，仍无第二性征者，应对其进行相关检查和生长发育的评估，以明确青春期延迟的可能原因，并据此制定下一步治疗方案。

（蒋明玉）

06 男孩不同阶段雄激素会有变化吗？

男孩在生长发育的不同阶段，雄激素水平的不同决定了其内、外生殖器的发育及成熟过程，当然，雄激素水平的不同取决于上游器官下丘脑及垂体对睾丸的抑制或刺激作用。

胚胎时期,其分泌的雄激素就开始参与男孩性器官的生长发育了。约胚胎第 4 周时,位于中肾嵴内侧的脏壁中胚层上皮开始增厚,其间充质增生并向体腔内凸出,形成生殖嵴。胚胎第 5 周时,位于原始内胚层的原始生殖细胞由于趋化作用开始进入后肠的背侧系膜的间充质内,向生殖嵴移行。胚胎第 6 周时,随着原始生殖细胞的进入,生殖嵴内逐渐形成原始性嵴。这时的生殖嵴是尚未性分化的生殖嵴。如果该胚胎染色体为 46,XY,其 Y 染色体上的 SRY 基因(男性性别决定基因)启动性腺向睾丸组织分化。此时的男性胚胎就开始分泌睾酮了,并在 5α-还原酶的作用下转化为双氢睾酮,在男性性分化及发育中起着重要的作用。随着胎盘人绒毛膜促性腺激素(HCG)分泌量的下降,胎儿血循环中的睾酮水平也跟着下降,此后睾丸即受控于下丘脑-垂体-性腺轴。原始生殖嵴均各有一对中肾管及米勒管,AMH 基因表达的抗米勒管激素(AMH)和睾酮共同作用下,米勒管在胚胎第 10 周完全消失;同时,中肾管逐步分化为附睾、输精管及精囊等。

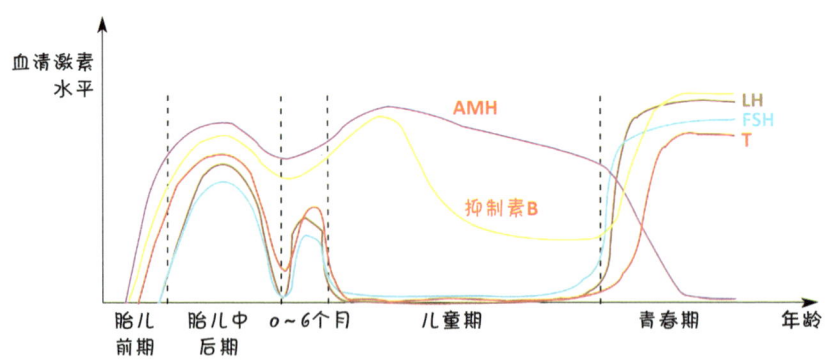

对于男童来说,胚胎期的睾酮及 AMH 相当于诱导及控制原始生殖嵴向男性内、外生殖器分化,故此时的睾酮及 AMH 水平均较高。

男婴出生后,性激素几乎均处于抑制的状态,只有抑制素水平较高。抑制素可选择性作用于垂体前叶,对FSH的合成和分泌具有很强的抑制作用。男婴的LH及FSH水平在生后3～6个月会有所升高,我们称之为"小青春期"。"小青春期"这一生理过程的存在目的,可以理解为生后调动下丘脑-垂体-性腺轴,"告诉"大脑"我是男孩",并使得整个下丘脑-垂体-性腺轴中各个环节"各司其职",浅尝辄止。随后,下丘脑-垂体-性腺轴经过此短暂的活跃期后,便进入一段较长的静止期。生殖系统几乎是人体最后发育的系统。在其他系统发育几乎已发育完善时,直到青春期,即男童11岁(女童10岁)时,生殖系统才开始启动。这时,大部分性激素水平开始升高,包括GnRH、LH、FSH、睾酮及双氢睾酮等。这些激素分别在下丘脑-垂体-性腺轴中不同的部位分泌,下丘脑分泌GnRH刺激垂体作用,垂体分泌LH及FSH刺激睾丸分泌睾酮;同时,睾酮水平升高,也会负反馈调节GnRH、LH及FSH,从而维持整个下丘脑-垂体-性腺轴中不同激素的稳态。

此外,AMH及抑制素在性发育未开始时,水平较高,一旦青春期启动,性发育开始,AMH及抑制素缓慢下降。

(李　妍)

 07　男孩胎儿期性器官的发育会影响青春期吗?

男孩性发育过程主要分为三大阶段:①胚胎中性别决定和性别分化阶段;②胚胎中下丘脑-促性腺激素细胞轴的发育阶段;③婴幼儿下丘脑-促性腺激素细胞轴的发育阶段。性别决定是具有两性潜力的性腺发育为睾丸或卵巢的过程,性别分化是性腺发育过程中恰当地形成相应的激素调控器官。

性器官的分化

（1）内生殖系统的分化：具有两性潜能的原始生殖嵴在男童存在Y染色体的情况下，在胚胎第6周前后原始生殖嵴开始分化为睾丸。胚胎第7周，睾丸支持细胞开始分泌AMH抑制苗勒管发育并使其退化。胚胎第8~9周时睾丸间质细胞分泌雄激素，形成附睾、输精管、精囊等。

（2）外生殖系统的分化：在胚胎第8~10周时，男孩胚胎中睾酮开始在5α-还原酶作用下转变成双氢睾酮，双氢睾酮促使男孩外生殖器的分化（阴茎的形成）。在胚胎第12周，胎盘分泌的HCG刺激睾丸分泌睾酮，促进胎儿阴茎发育；至胚胎第14周，男孩外生殖器基本发育完成，此时睾丸尚未下降至阴囊内。

睾丸的下降

睾丸的下降发生在两个阶段——腹内阶段和腹股沟阴囊阶段。睾丸是男孩的性腺器官，胎儿FSH调节睾丸支持细胞活性并且在胎盘HCG作用下，促进了雄性激素分泌。胰岛素样因子-3、AMH和睾酮都参与了睾丸下降，睾丸约在胚胎第12周开始下降，睾丸下降的启动阶段经腹部受胰岛素样因子-3和AMH影响，之后睾丸下降经过腹股沟阶段，此阶段睾丸下降受到睾酮水平的影响。如果胰岛素样因子-3基因及其受体基因发生突变，则睾丸的下降可能会受影响而出现隐睾。

性发育异常主要是由于基因及环境因素所导致的，在性别决定和性别分化的不同时期，基因表达不同，这些基因的异常可以导致性发育异常。性发育异常是一类先天性疾病，表现为患者的染色体核型与性腺表型和（或）性腺的解剖结构不一致，包括外生殖器模糊不清、染色体异常及不典型的性腺发育不全等疾病。这些性发育异常会对青春期产生影响：①男孩胎儿期性器官发育异常，AMH缺乏，米勒管可能会发育成女性的子宫、输卵管和阴道上部，引起性发育异常，男孩体内也可存在子宫。②男孩胎儿期性器官发育异常，5α-还原酶异常，会导致双氢睾酮的合成不足，从而影响男孩外生殖器的分化。患儿染色体是男孩，但是表现为女性生殖器外观，在青春期可能出现男孩化，甚至性别反转。③睾丸下降过程中，睾酮和双氢睾酮都通过雄激素受体发挥作用，如果雄激素受体出现异常，则可能会引起雄激素不敏感综合征。患儿染色体是男孩，但是表现为女性，在青春期可能出现男孩化特征，如出现痤疮、喉结和变声。也有的患者生后是女性生殖器外观，但是到了青春期出现男性乳房发育。

正常男孩青春期性发育较女孩晚，男孩通常在11岁以后出现青春期性发育，最早表现为睾丸增大，随后阴茎增大，接着是阴囊皮肤松弛、色素沉着、阴毛，最后出现痤疮、喉结和变声，喉结和变声表明性发育已经至青春期发育后期。但是胎儿期性器官的发育异常造成的性腺功能减退，会造成男孩在青春期时上述表现消失，男孩持续没有性发育。

（刘庆旭）

08　男孩青春期身高增长有什么规律吗？

人的生长速度不是均匀、一成不变的。

当然男孩和女孩的生长规律也不太一样。

关于身高增长，一直流传着诸多说法，比如"女孩月经初潮以后就不长个了"，也比如"男孩18岁以后还要再蹿一蹿"。怀抱着这样的想法，有些父母经历了多年的忧虑却发现白白担心一场，有些父母却粗心地错过了改善孩子身高的最好治疗时机。

男孩青春期有限且短暂，但这段时间里的生长速度仍旧受到很多因素影响，比如父母的遗传因素、饮食、作息和环境，都会使得人和人之间的生长速度千差万别。但基于基本的生长发育趋势,身高的增长规律也还是有迹可循的。

在青春期前,男孩和女孩有着几乎一样的生长速度:每年5～7 cm即属于正常的生长速度。进入青春期意味着开启了人生第二次也是最后一次快速生长的阶段,"过时不候、时不我待"这些富有紧迫感的成语大概是对这个阶段最好的诠释了。

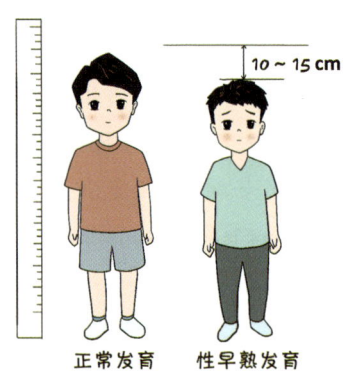

正常发育　　性早熟发育

当出现睾丸、阴茎增大之类的第二性征发育的表现,1～2年就会生长加速,就是所谓的"蹿个子",1年的生长速度可以达到7～12 cm,而这样的速度可以维持1年多,让爸爸妈妈时不时感受一下几天不见裤腿又短了的"惊喜"。而之后,随着性发育的进一步向前,生长的速度就会逐渐减慢,直至达到最终身高,整个过程当中身高差不多可以增加28 cm。

因为男孩青春期开始比女孩迟1～2年,而且"蹿个子"的速度比女孩要快,所以经过了青春期,男性的平均身高要比女性多10～13 cm。

青春期身高的增长及体格的变化也使孩子的体重突飞猛进,在这2～3年的时间中,体重会有每年4～5 kg的增加。同时因为体内雄激素增加,它极大地促进了身体内蛋白质的合成,配合适当的运动及均衡的饮食,能造就青春期男孩肌肉饱满的体态。

另外,不知道父母们有没有注意到,男孩青春期的生长并不是全然均匀的,一般四肢比身体先长,腿比胳膊先长。所以长个先长脚,刚进入青春期的孩子显得腿长,或许并不是长辈们的错觉哦。身体生长的顺序大致是脚→腿→手→坐高,因此当坐高不再增长时,身高也就在那一刻定格了。

而从更宏观的角度来看待孩子的生长问题,在最近的几十年时间里,随着国家的经济快速增长,人民物质生活水平的提升,青少年的生长发育也搭上了这班长期加速的快车,尤其是在生活水平更好的大中城市,能明显感受到孩子发育年龄的提前,还有平均身高的增加。所以不少在内分泌科门诊就诊的家长,都会一边抱怨说自己14岁、15岁才开始发育,为什么孩子发育得这么早;一边又无不自豪地称赞孩子已经长得快和自己一样高了。而这种生长发育长期加速的趋势,可能还会持续下去。

(袁丹丹)

09 性激素各项检查代表什么?

当患儿因性发育过早或延迟至医院就诊时,性激素往往是医生首先需要完善的检查之一。性激素的检查主要通过抽血化验完成,尿液中也可以检测性激素,但该种方法在常规门诊中并不常用。

性激素并不是一个激素,而是一类激素的统称,包括 GnRH、促性腺激素、雄激素、雌激素等。其中,促性腺激素包括 LH 及 FSH。产生这些激素的部位不同,作用效果也不同,但它们之间都有千丝万缕的关系,有协同作用、正反馈作用及负反馈作用。

内分泌活动大多数是通过下丘脑-垂体-靶腺轴完成的,性腺活动也不例外,通过下丘脑-垂体-性腺轴完成,像部队里不同级别的角色。如果把下丘脑分泌的激素比作"司令",垂体分泌的激素比作"连长",性腺(睾丸或卵巢)分泌的激素比作"士兵",那下丘脑分泌的 GnRH("司令"),指导垂体分泌 LH 及 FSH("连长"),从而指导雄激素及雌激素("士兵")的分泌。

GnRH 是由下丘脑分泌的,其分泌时呈脉冲式释放,约 90 分钟一

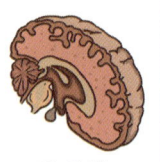
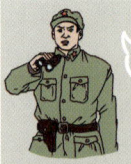

下丘脑

我是司令！由我产生促性腺激素释放激素，我是总指挥

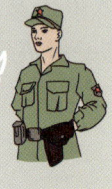
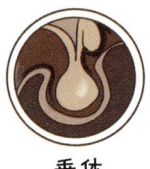

我是连长，我的职责是产生促性腺激素，我服从司令的命令，并负责指挥士兵

垂体

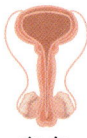
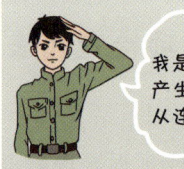

睾丸

我是士兵，我负责产生雄激素，我听从连长的指挥

个脉冲，因此血液中相应的垂体前叶激素也出现脉冲式波动。GnRH经垂体门脉系统直接作用在垂体前叶上，促使其合成及分泌LH及FSH（主要是LH），进而对睾丸的生精作用（原始生精细胞依次经历初级精母细胞、次级精母细胞、精子细胞各个不同发育阶段，最终发育为成熟精子的过程），以及睾丸支持细胞和间质细胞的内分泌活动进行调节。

  LH及FSH的作用包括：启动、调节生精过程及对睾酮分泌的调节。其中，FSH及LH均对生精过程有调节作用，FSH对生精过程有启动作用，而睾酮对生精过程有维持效应。而LH对生精过程的调节作用主要通过刺激睾丸间质细胞分泌睾酮而间接发挥作用。LH可促进睾丸间质细胞合成和分泌睾酮，而FSH有增强LH刺激睾酮分泌的作用，即 FSH 及 LH 对间质细胞分泌睾酮有协同作用。

雄激素是由睾丸间质细胞（Leydig 细胞）分泌的，主要包括睾酮、脱氢表雄酮、雄烯二酮和雄酮几种。以上几种雄激素中，睾酮的活性最强，因此我们在临床中评估雄激素及睾丸 Leydig 细胞功能，主要是检测睾酮的水平。但睾酮可转变为活性更强的双氢睾酮，因此双氢睾酮的水平也决定了男性性发育的程度。血浆中仅 2% 的睾酮以游离的形式存在，只有游离的睾酮才是存在活性的，即可以被利用的。其余大部分的睾酮与血浆蛋白结合。其中，大部分睾酮与性激素结合球蛋白（SHBG）结合。结合和游离的睾酮处于动态平衡的状态，结合形式的睾酮相当于血浆中睾酮的储存库。可以理解为，如 SHBG 较高，说明此时游离的、可被利用的睾酮较少。睾酮可以诱导含 Y 染色体的胚胎向男性分化，还可以刺激性器官的生长、维持性欲等。此外，睾酮对代谢也有一定的影响。男性肌肉更多、脂肪较女性少，血红蛋白水平更高等，都与睾酮相关。

另一个重要的性激素——抑制素，也是由睾丸支持细胞分泌的，对 FSH 的合成和分泌具有很强的抑制作用。因此，可以看到未发育的男童中，抑制素水平较高。

下丘脑-垂体-性腺轴不仅是上游对下游的调节，睾丸分泌的睾酮对上游器官——下丘脑及垂体前叶也进行负反馈调节，从而维持生精过程及各种激素的稳态。

（李　妍）

10　睾丸和阴茎大小如何测量？

牧牧，10 岁 8 个月，身高 155.8 cm，体重 59.4 kg，BMI 24.5 kg/m²，长得虎头虎脑，双下巴，一眼看去憨厚可爱。这天，牧牧不情不愿地跟着家人来到内分泌科诊室,妈妈焦急地交代病情:"医生你好,我家儿子暑假在家不愿动,好吃,胖了 5 kg,关键是这两天洗澡发现他的小鸡鸡(阴茎)越来越小了。"医生详细了解完病情,仔细体检后向妈妈解释到:"体重是超出很多了,现在达到肥胖,但阴茎长度没有缩小,你们没测量准,因为太胖,缩在里面了。"

男孩性发育主要包括三个方面:性腺及性器官发育、血清性激素改变和第二性征发育。男孩青春期发育的一个体征变化为睾丸体积增大,达到 4 mL 提示进入青春期。小儿睾丸体积可因年龄不同而有明显不同,须按年龄标准进行参考。国内男孩约在 11 岁睾丸增长明显加快,大多数可达 4 mL,以后随青春期发育睾丸体积继续增长,约在 20 mL 睾丸大小达到高峰,基本在 12 mL 以上。

睾丸的测量方法很多,主要有:①卡尺测量法,用卡尺来测量长度、宽度和厚度来确认大小,用左手中指和示指卡住睾丸,绷紧两手指间的阴囊皮肤至皮纹消失,使睾丸良好暴露,用游标卡尺测量睾丸的长度、宽度和厚度,将所测值代入通用的 Macomber 睾丸体积计算公式:$V = \pi \times D^2 \times L \times K/4$(其中,$D$ 是睾丸宽度和厚度的平均值,L 是睾丸的长度,K 是常数 0.9),分别计算各个睾丸的体积,然后计算两个睾丸体积。②使用 Prader 睾丸体积测量器来进行测量,通过逐一比对来确认大小。③排水测量,通过睾丸放入水中后排出的水量来确认大小,此种方法目前已不太适用。④B 超测量睾丸体积,但是因为睾丸活动度大,要使超声的切面与睾丸的三条径线相一致比较困难,且成本较高,操作复杂。

测量阴茎的方法是什么呢?一些朋友可能认为拿一把尺子一量不就行了吗?不是跟测量其他物品一样吗?而事实并非如此,那样的话只会让测量阴茎出现误差。因此,要了解正确的方法。

那么,怎样测量阴茎的长度呢?这里教你一种常用的方法。非勃起阴茎长度的测量:室温 18 ℃,直立姿势,将阴茎提起与身体呈 90°,用直尺测量阴茎上方的耻骨联合处到阴茎头顶部的长度。勃起阴茎长度的测量：直立姿势，用手捏住阴茎头用力拉向前方，牵拉到不能延长为止，用直尺测量耻骨联合到阴茎头的长度（牵拉后的长度与勃起的长度基本相同）。再用皮尺在离冠状缘1 cm的阴茎干部测其周径。值得提醒的是，有些人由于肥胖，腹部脂肪较多，使一部分阴茎埋在脂肪内，使阴茎看起来较小，测量时可用手推小腹脂肪。各年龄组阴茎长度及直径见下表，供大家参考。

各年龄组阴茎长度及直径		
年龄	阴茎长度	冠状沟部阴茎直径
新生儿	1.50～4.00 cm，平均2.78 cm	0.50～1.50 cm，平均0.96 cm
1～3岁	3.30～4.50 cm，平均4.16 cm	0.70～1.80 cm，平均1.15 cm
3～5岁	3.90～4.70 cm，平均4.24 cm	1.20～1.80 cm，平均1.36 cm
5～7岁	4.00～5.70 cm，平均4.54 cm	1.20～1.80 cm，平均1.44 cm
7～12岁	4.00～7.50 cm，平均4.77 cm	1.20～2.60 cm，平均1.45 cm
12～14岁	8.20～10.00 cm，平均7.17 cm	1.50～3.30 cm，平均2.34 cm

（蒋明玉）

男童性早熟篇

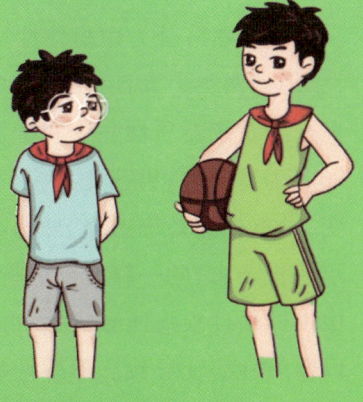

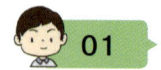 **01　为何要重视男童性早熟？**

男童性早熟是指男孩在 9 岁前（正常青春期发育时间为 11 岁左右）呈现第二性征的发育，即男孩在 9 岁前出现睾丸发育。临床中女孩性早熟比较多见，男孩性早熟发生率比较低，但这并不代表可以忽视男童性早熟，恰恰相反要重视起来。

性早熟会带来以下危害：

第一，可以影响孩子的最终身高，性早熟的孩子由于骨骼很早就开始发育迅速，会导致骨骺提前融合，从而引起最终的身高要比其他同龄的孩子矮。个子矮的话，容易产生心理问题，如自卑、抑郁。某些职业如警察、飞行员、空乘人员等对身高都有要求，还有一些学校对身高也有较高要求，如军事院校、体育学校、外交学院、戏剧学院、航空学校等。

第二，可能对孩子的心理造成一定的影响，性早熟的孩子由于第二性征提前出现，但是自身的心智和思想还处于幼龄孩子的阶段，过早的性征及生殖器的发育有可能会让孩子产生自卑心理，会有害羞、紧张的情绪出现。

第三，可以导致内分泌系统出现紊乱，症状比较轻的孩子主要表现有性激素水平的失调，严重的可能导致内分泌系统功能出现失调。

性早熟可分为中枢性性早熟（真性性早熟）和外周性性早熟（假性性早熟）两类。真性性早熟（CPP）的病因分为外周性性早熟转化、中枢神经系统器质性病变和特发性 CPP（无器质性病变）。女孩 80%～90% 为特发性；男孩则相反，大部分是器质性的，如肿瘤或占位性病变、中枢神经系统感染、外伤等。2011 年曾婷、苏喆等发表在《中国实用儿科杂志》的一篇文献分析了 78 例男童性早熟的病因，结果得出其中由器质性疾病所致者占 60.25%（47/78），足以说明男童性早熟多以器质性病变导致。器质性病变者肯定是需要去医院进行治疗干预的,避免耽误最佳治疗时机。

为此,男童性早熟在临床虽然并不是非常多,但也不少,而且男童性早熟以器质性病变引起的多见。故此,在男童性早熟的诊治过程中应积极寻找病因,不能错诊、漏诊每个性早熟儿童。

(常国营)

02 男童性早熟和女童有哪些不同点?

性早熟是指女孩在 8 岁前、男孩在 9 岁前呈现第二性征的发育。一般认为,女孩 8 岁以前出现乳房变大或 10 岁以前月经初潮,男孩 9 岁以前睾丸开始变大出现第二性征称为性早熟。正常青春期女孩一般从 10~12 岁开始,男孩从 11~13 岁开始。

曾有记者调查了 30 个家庭,15 个家庭有男孩,15 个家庭有女孩,年龄全都在 10 岁以下。结果显示,15 个男孩家里只有 1 个妈妈知道怎么观察男孩性早熟。这也就意味着很多家长还毫不知情,为何会出现这种局面呢?

在了解这个话题之前,先来看看男孩性早熟有哪些表现:

(1) 睾丸增大、阴囊增大、阴茎增长并伴随有阴囊的颜色变深。

(2) 颈前喉结突出、声音变粗、变低沉,有点"公鸭嗓"。

(3) 开始出现胡须,不过与成年男性相比,胡须的颜色偏浅,部分男孩腋窝处也会长腋毛。

(4) 肌肉发达、体格发育速度加快,男子汉气息慢慢显现。

（5）出现遗精。

女孩发育早期比较容易观察，因为青春期开始于乳房的发育，比较直观，易判断，细心的家长可发现乳房隆起，乳头下有硬结，伴触痛。而男孩的青春期启动不易被家长察觉，因为他首先表现为睾丸容积增大（睾丸容积≥4 mL），继而阴茎增长增粗，阴毛、腋毛生长及声音变得低沉，长胡须，出现遗精。如果等到男孩声音变调，甚至长出胡须，表明已经进入性发育的中晚期。如果仅靠变声判断发育进程，就为时过晚了。当男孩9岁前睾丸长得如鸽子蛋大（≥4 mL），就意味着有性早熟迹象。

此外，男童性早熟的发病率相对较低。据研究统计，全国的53万性早熟患儿中，男孩与女孩的比例为1∶4，这也就意味着，每10个性早熟中就有8个女孩，2个男孩。从概率上看，男孩占的比例较小，比较容易被家长忽视，平时父母关注这方面的会稍微少一点。由于中国父母思想相对传统，羞于跟孩子谈生理知识，青春期孩子也不好意思跟父母谈论自己身体的"异常"变化，父母与孩子之间对于性发育几乎没有沟通、交流，这也就导致了父母无法第一时间知道男孩身体发育早期的"异常"表现。以上各种因素综合造成男童性早熟更加隐蔽，更加难以被察觉到。

男孩性发育早期的表现都比较不明显，而小朋友自己对此又不甚了解，所以一切要靠家长经常细心的观察，及时发现，尽早就诊。男孩在11~13岁进入青春期，9岁前出现第二性征提前如睾丸增大，提示性早熟可能。对于男孩来说，妈妈有很多不方便，就需要爸爸给予男孩关注，9~11岁需要密切观察睾丸、阴茎的发育变化，一旦提前出现睾丸、阴茎增大，或身高增长加速、额面部长"痘痘"，建议及时到内分泌科门诊，由专科医生体检睾丸大小，结合骨龄、性激素水平、B超等检查判断有无性早熟。不要等到男孩出现变声或遗精才来就诊。如果没有及时诊断、干预性早熟，可能会造成男孩前期身高很高，后来就不长个儿了，严重影响成年最终身高。因此，建议家长需早期关注男孩的性发育变化。

（王 斐 李 妍）

 性早熟的男孩一定会长不高吗？

性早熟也会发生在男孩身上吗

我们知道性早熟大部分发生在女孩身上，但是也有少部分男孩也会得性早熟，性早熟以女孩多见，女孩发生特发性性早熟约为男孩的9倍，而男童性早熟以中枢神经系统异常（如肿瘤）的发育率较高。男童性早熟的临床特点是指男孩在9岁前呈现第二性征，孩子如果已经进入青春期，那就要根据年龄和发育进展来初步鉴别性早熟。一般男孩青春期的正常发育顺序是睾丸容积增大、阴茎增长增粗、出现阴毛、出现腋毛、出现胡须和变声。男孩的青春期年龄在12～18岁或20岁，但是目前国内性发育普遍提前。如果男孩睾丸容积＞4 mL，阴茎增长、增粗，出现阴毛，短期内迅速长高，出现胡须、腋毛、变声等情况就要注意了，很可能孩子已经进入青春期了。如果担心是早发育就可以去儿童内分泌科找专业医生检查咨询。

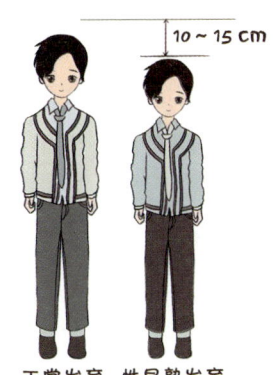

正常发育　性早熟发育

性早熟会影响孩子身高吗

这里的性早熟我们指的是真性性早熟，这类孩子大部分身高会受损。研究发现，性早熟的孩子在最初的时候身高明显高于同龄的孩子，这类儿童小学阶段身高超过同年龄儿童，但是当别的孩子正处在生长发育快速期的时候，性早熟的孩子却出现生长缓慢或是停止生长。这是因为性激素过早大量分泌,导致骨龄增长加快,骨骺融合提前,生长早期停止。通俗来讲就是,性早熟男孩9岁前进入青春期,那他就少了几年长高的空间,最终影响成年后的身高。性早熟还可能会引起孩子自卑等心理问题。

性早熟的男孩该怎么办

首先带孩子到正规的小儿内分泌科去检查,让医生进行评估,看看是真性性早熟还是假性性早熟。需要明确有无性早熟的继发性因素,这一点尤为重要。需要干预的情况是,性发育进展迅速,影响到身高,或者影响到孩子的心理健康。不需要干预的情况是,性发育进程缓慢(骨龄的进展不超越年龄的进展)而对成年身高影响不显著。目前真性性早熟需要用到干预的药物主要是 GnRH 类似物和生长激素,前者治疗目标为抑制过早或过快的性发育,防止或缓解孩子或家长因性早熟所致的社会或心理问题(如早初潮),后者是用于因性早熟导致身高受损的孩子,来改善孩子的身高。

总结:对于这个"性早熟的男孩一定不会长高吗"问题,回答是否定的,不是所有性早熟都会影响身高的,只有因性早熟身高受损的男孩才需要进行干预治疗。

(常国营)

04 男童性早熟会影响以后的正常生育功能吗?

男童性早熟是指男童9岁前出现第二性征的发育,即睾丸、阴茎增大。男童性早熟的影响主要包括骨龄增长对终身高的影响及过早性成熟对心理的影响。很多家长疑惑,孩子性早熟,不管治疗与否,会不会影响未来的正常生育功能。

首先我们来了解下男童性早熟的分类及原因。

男童性早熟分为中枢性性早熟、外周性性早熟及部分性性早熟。

其中,中枢性性早熟又包括特发性性早熟、中枢神经系统器质性病变及外周性性早熟演变。特发性性早熟是排除性诊断,如果男孩未能发现中枢器质性病变或无外周性性早熟前兆的,称为特发性中枢性性早熟。这类疾病的原因可能是受遗传易感基因的影响,对男童最大的影响是终身高及心理负担。若是外周性性早熟演变,如先天性肾上腺皮质增生症、McCune-Albright 综合征等,除了影响患儿终身高及心理,还伴有其他临床症状。这两种类型都不会影响男童未来的生育功能。

中枢神经系统器质性病变引起性早熟在男童性早熟中占相当大的比例,常见原因分为先天性和后天性两类。先天性病变,如蛛网膜下腔囊肿、脑积水、下丘脑错构瘤、鞍上囊肿等。后天性获得性病变包括:①中枢感染性病变后,脑或脑膜脑炎、脑脓肿等;源于炎症本身影响或继发病变,如脑积水等。②下丘脑、垂体肿瘤,分泌 LH 的腺瘤、星形细胞瘤、胶质瘤等。③颅脑外伤、手术、化疗或放疗后。④暂时可逆性病变,包括占位性或其他原因引起颅内压升高性病损,如酮症酸中毒或其他病因所致脑水肿。⑤脑水肿缓解后发生性早熟。这些病变引起性早熟的原因为下丘脑、垂体的占位、挤压,或侵犯到与分泌性激素相关的细胞或组织,故除引起性早熟外,亦可影响后续正常生育功能。但影响生育功能的并非性早熟,而是这些中枢神经系统器质性病变。因为这类疾病的男童可能需外科干预,但干预后容易会造成垂体功能减退,青春期需性激素替代治疗,甚至影响未来的正常生育功能。

因此,得了男童性早熟是否会影响未来正常生育功能,视情况而定。不同原因导致的男童性早熟预后不尽相同。大多数原因引起的性早熟主要造成终身高及心理负担的影响,对未来正常生育功能影响不大。而男童性早熟发病比例较多的是中枢神经系统器质性病变得了男童性早熟，会影响以后正常的生育功能吗？

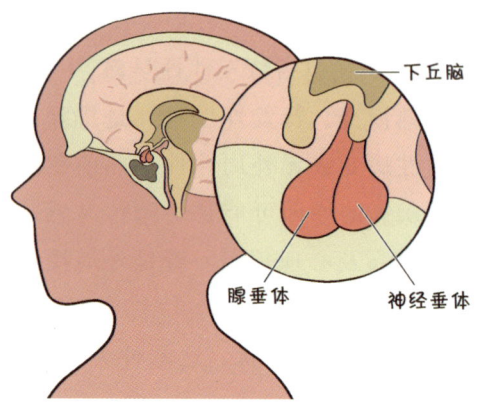

导致的性早熟，可能会影响未来生育功能，但影响生育功能的并非性早熟，而是原发病及外科干预措施。故大可不必对男童性早熟谈虎色变，需究其原因才能制定更有效的干预措施，并对预后做更合理的判断。

（李　妍　王　斐）

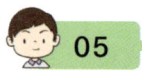 **05　男孩唇毛多，就是性早熟吗？**

我们知道男孩9岁以前出现第二性征就是性早熟，那有些家长就会问道我家男孩唇毛多而且很重会不会性早熟了。门诊上也会碰到很多家长因为孩子的体毛重来就诊的。那么这种情况，属于性早熟吗？

首先，我们先了解一下什么是唇毛。唇毛是指唇上的汗毛，通常指女性唇边较为粗黑浓密的汗毛，不仅男孩会有唇毛，女孩也会有唇毛。

唇毛浓密的原因

（1）脑垂体分泌的促肾上腺皮质激素可刺激毛发生长，当肾上腺皮质的雄性激素分泌过多时，可引发多毛症，小孩子长出胡须（常称"小胡子"）多是这种原因。

（2）有的人唇毛很重，是由于其身体内在的雌雄激素失衡所造成的，服用含有性激素成分的药物或食物会促使唇毛生长。

（3）个人习惯所致。有部分人喜欢剃唇毛，结果越剃越多，导致唇毛变得浓密，粗大。

（4）遗传因素。唇毛和体毛重的孩子，一般家长的体毛也比较明显，遗传也是一部分原因哦。

唇毛和胡须的区别

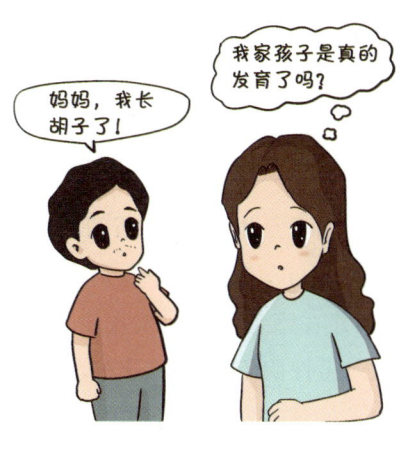

唇毛和胡须的区别在于它们长在不同的地方。只有青春期后的男性才有胡须，因为青春期前身体的雄性激素很少，不能刺激胡须生长。当男性激素在青春期激增时，胡须就会出现。一般来说，胡须是黑色的，但也有白色、棕色或棕红色的。唇毛是女性版的胡须，长在唇周围。一般因肾上腺皮质激素分泌过多或内分泌紊乱所致。大部分男性都有胡须，但并不是所有女性都有唇毛。

当男孩唇毛重时就要区分是不是长胡须了？如果是长胡须就要注意是不是性早熟？接着我们来了解一下男孩青春期的特征：①第二性征出现，男孩在没发育之前睾丸较小，一直保持在 3 mL 以下，青春期会开始出现睾丸增大，起初多数家长不易注意。之后雄激素增多还会出现阴茎增大，出现阴毛、腋毛，后面会出现变声、喉结、长胡须。②身高快速增长：青春期前1～2年，孩子还会保持与之前同样的身高增长速度，到13岁左右身高可以快速增长。③心理变化：男孩在青春期因为雄激素增高，易于冲动，在关注孩子身体变化的同时，也要关注孩子的心理变化。

总之，男孩的胡须重的话一定要区分好，唇毛不是胡须。如若不能区分唇毛和胡须，就综合男孩青春期的其他特征综合判断，看看年龄和身高是否相符合，看看睾丸、阴毛、腋毛、喉结、变声、生长速率等情况，若发现异常可以到儿童内分泌专科医生那里去评估是否性早熟？

（常国营）

06 阴茎和睾丸都不大，发现阴毛或腋毛是怎么回事？

阴毛是生长在阴部的毛发，是人体的第二性征之一。阴毛的分布情况与发育分期和性别有关。家长应当学会用科学的态度看待阴毛，并在感到不适或发现发育异常时及时就医。

男性阴毛呈菱形分布，可向上延伸到脐部，向下扩展到大腿内侧。阴毛的疏密、粗细和颜色深浅因人而异。发育分期及特征如下：

一期（1～10岁）：无阴毛。

二期（11岁左右）：阴茎根部、耻骨部出现短小、稀疏、色淡、细软的阴毛。

三期（13～14岁）：阴毛逐渐稠密增长，颜色加深，稍硬，范围逐渐扩展到耻骨联合上缘及腹股沟部，阴毛整体分布呈倒三角形。

四期（16～18岁）：阴毛浓密而长，色黑，变硬，分布范围可延伸至下腹部，可呈盾形或呈菱形。

阴毛的发生机制：阴毛的发育是一个独特的过程，不依赖于下丘脑-垂体-性腺轴的分泌活动。阴毛的有无、疏密主要取决于两个因素：一是体内肾上腺皮质所产生的雄激素水平；二是阴部毛囊对雄激素的敏感程度。如果在阴毛发育期肾上腺皮质产生的雄激素水平低下或阴部毛囊对雄激素不敏感，就会造成阴毛稀疏或不长阴毛。此外，阴毛的浓密、稀疏和颜色因人或种族而不同，与遗传、生理和疾病等因素有关。

男孩阴毛早现，是指男性在9岁前出现阴毛发育，可伴有腋毛发育、体味、痤疮。狭义的阴毛早现不伴性腺活动的临床特征，需排除中枢性性早熟、先天性肾上腺皮质增生症、雄激素分泌肿瘤等病因。阴毛早现被认为是正常青春期发育的变异，它与男孩性早熟的主要鉴别要点是没有睾丸的增大，与男孩先天性肾上腺皮质增生症的主要区别是不伴有阴茎的增大。此外，还要排除其他阴毛过多的疾病：遗传性多毛、药物性多毛、神经性多毛等。下面是医生举的例子：

门诊有个男孩雷雷（化名）才9岁6个月，却出现了一些11、12岁男孩才会有的青春期发育迹象，医生为其检查后发现，雷雷有少许阴毛和腋毛，但目前的睾丸（容积2 mL）、阴茎不大，没有胡须、痤疮、喉结，身高、体重也在正常范围。父母告诉医生，他们自己没有体毛增多，也没给雷雷用过激素等药物。雷雷出生时，外生殖器和别的宝宝相似，没有异常，没有身高突增。但前几天在给雷雷洗澡时，突然发现他的外生殖器上竟然长了阴毛。于是，他们连忙把儿子带到医院检查。

内分泌科医生为雷雷做了骨龄、超声、性激素、肾上腺激素和肿瘤标志物等检测后发现，他的骨龄是男孩9岁半的水平，除了硫酸脱氢表雄酮水平略高外，其他肾上腺和性激素水平不高，是青春期前男孩的标准，超声显示睾丸和肾上腺正常，没有占位。也就是说，这个孩子并未出现真正的性早熟，而且排除了经典的肾上腺皮质增生症。因此，医生告诉雷雷父母，目前雷雷主要诊断是阴毛早现，这不是真正的性早熟,也不影响身高,暂时不需要治疗。这样,雷雷父母松了一口气,安心回家了,听从医生嘱咐,准备3个月到半年后过来复查一下。

（刘庆旭　周莎莎）

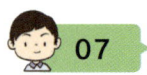
07 男童出现乳房肿痛是怎么回事？

乐乐是个活泼开朗的13岁男孩,这半年出现胸部乳房的发育,夏天的时候特别明显,同学们经常会拿他开玩笑,乐乐很苦恼,家长带乐乐来医院内分泌科就诊。医生完善了相关检查,考虑为青春期男性乳房发育,叮嘱孩子定期到内分泌科门诊随访。乐乐和家长这才放下心来。

其实,像乐乐这种情况并不少见。男孩青春期乳房发育以10~16岁为主要发病年龄,发病率在50%~75%,大部分患者发病1~2年后症状可自行消失,但部分患者会持续较长时间以致乳腺直径不断增大,部分还会出现疼痛、乳房肿块等症状。

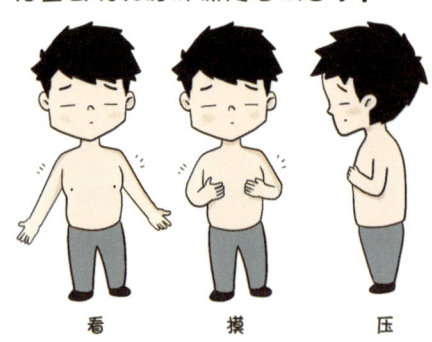

男孩乳房发育是由于乳腺组织良性增生所导致的一侧或两侧乳房发育。正常男孩青春期可出现乳腺增生症,两侧可不对称,直径多小于4 cm。病因尚未完全清楚,可能是男孩睾酮水平尚未达到成人水平,血浆雌二醇已经达到较高水平,导致雌激素与雄激素比值暂时升高;也有人认为是男孩青春期阶段乳腺局部的芳香化酶活性增强，局部雌激素形成增多。

儿童出现乳房疼痛，可能原因如下：

乳房发育

一般女孩多发，正常情况下女孩乳房是在 9～11 岁发育，在乳房发育的时候会出现轻微胀痛感，属于正常情况。如果孩子在 8 岁之前出现乳腺发育，要注意是否有性早熟，需要去小儿内分泌科及时就诊。男孩的乳房发育一般是在青春期发育的时候。有部分小年龄的男孩误服避孕药或其他含激素的药物时也会发生乳房发育的情况，体检的话一般可以看到孩子的乳晕颜色比较深。

乳房结节

如果孩子乳腺已经发育，里边有硬块、结节，出现疼痛，注意可能有脂肪瘤等，需要进行超声检查明确诊断。

外伤

孩子乳房疼痛，注意是否有外伤的原因，外伤会造成局部持续疼痛。

所以孩子出现乳房疼痛，要注意年龄、乳房发育情况，以及乳房是否有硬结、肿块、外伤，医生会根据孩子的情况，完善相关的检查，排除一下继发的疾病因素。

总之，青少年男孩乳房肿痛是由体内激素水平升高所致。这是男孩进入青春期后的常见症状。家长不要太担心。一般情况下，随着体内雄激素水平的逐渐升高，男性乳房发育可在半年至 1 年左右逐渐改善。如果 1 年以上仍然没有明显改善，需要去医院复诊，必要时采取对症药物治疗。平时尽量注意营养饮食的合理组合，多运动，保证充足的睡眠，不要吃零食等垃圾食品和补品，这有利于身体的生长发育。因为乳房发育会伴有疼痛时，告诉孩子尽量不要去触摸乳房。如果孩子疼痛明显或伴有局部肿块扩大，需要及时到医院诊断具体情况，必要时进行对症治疗。

（常国营）

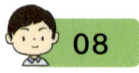
08　男孩个子长得太高，是性早熟吗？

人的身高只有60%～70%由先天遗传基因决定，剩余的30%～40%受到后天的营养、睡眠、运动、内分泌、心理及疾病等因素的影响。也就是我们常说的"七分天注定"。

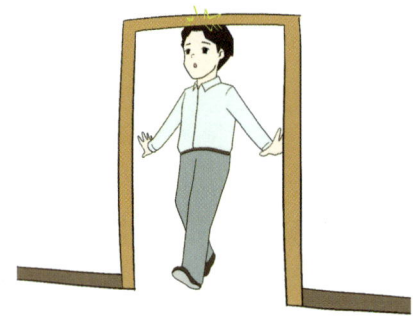

男童个子长得太高，是性早熟吗？

父母长得高，父母基因好，孩子自然也可能高，不能就因为长得高就说孩子性早熟。而且父母不高的孩子，不代表长个的基因就一定矮，孩子也可能长得高。生活中会发现有的孩子父母并不高，但是孩子也能长得很高，一问原来家族里也有个子比较高的人，其实父母不高并不代表遗传的长个的基因不好。

后天因素作用发挥得好，孩子也能是高个子，也不能说是性早熟。人的身高有30%～40%的空间可以自由发挥，就是通常说的环境因素影响身高，后天的身高是可以干预的。科学研究表明，生长激素是促进人体长高的关键因素，营养、运动、睡眠、心情等都会影响生长激素分泌。正常发育的儿童，通过后天营养指导、睡眠指导、运动指导、心理指导、疾病预防等科学的身高管理计划，可以促进人体生长激素分泌，改善身高。

当然，男孩个子比身边的男同学都高一大截也可能是性早熟。男孩的生长发育是有规律的，正常儿童不同时期的生长速度不同。一般足月出生时,身长约 50 cm,小于 47 cm 则提示有宫内生长迟缓。一般出生后第 1 年增长 25 cm 左右,第 2 年增长 10 cm 左右,第 3 年至青春期开始,生长速度为每年平均 5~7 cm,青春期每年增长 6~9 cm,青春期男孩可长高 28 cm 左右。性早熟的男孩比青春期前的男孩提前进入青春期,因此生长速率会比未进入青春期的男孩快,身高一下子突发猛长,高一大截。

判断男童性早熟的几个情况:①可以根据男孩身体症状表现做一个判断,男孩性早熟会表现为睾丸增大,阴茎增粗、增长,阴囊变大,阴茎和阴囊还会出现色素沉着,以及生长阴毛、腋毛、喉结、胡须等症状表现;②感觉到男孩的生长速率过快,达到每年 6~9 cm;③出现变声、长青春痘等现象;④孩子有青春期叛逆行为。

各位家长需要警惕的是,男孩的发育相对较隐匿,而家长所认为的发育征象包括变声、长胡须和喉结已经是青春期发育相对成熟的阶段了。可以尽早带男孩进行发育的评估。性早熟的孩子虽然一开始身高明显高于其他同龄人,但长得高只是暂时现象。这些孩子往往伴随骨龄提前,生长时间则相应缩短,最终身高反而会矮于同龄人。有的家长不知道性早熟会影响身高,往往等骨骺融合后才去就诊,错过了最佳治疗时间。当然,也不是每个性早熟的孩子都会导致最终身高矮小。如果发育时基础身高,或者父母遗传身高高,或者及时就医并坚持治疗,那么孩子可能最终身高也不会特别矮。

(常国营)

09 男孩睾丸不大,阴茎明显变大了,是怎么回事?

在之前的许多章节里,我们已经了解到,男孩青春期开始的重要标志是睾丸的增大,但有些特殊的情况下,会出现睾丸没有发育,但阴茎却开始出现增大。

我们在门诊也遇见过不少这样的孩子,伴随着阴茎的发育,他们还有茂盛的体毛或是沙哑的嗓音。也有家长过来就诊时仍然不以为然,深信孩子"天赋异禀",殊不知孩子的整体的生长、发育进程已经受到影响。

不知道大家有没有听说过这样一个关于打猎的小故事,猎人甲开枪失手,但是猎物却仍然应声倒地。这显然不是"让子弹飞一会儿"所带来的惊喜,躲在暗处的另一个猎人乙才是真正的主谋。

同样的,雄激素有好几种,其中让阴茎发育的雄激素,通常情况下它是在青春期发育阶段由睾丸产生的,睾丸分泌了大量的雄激素,扮演了"猎人甲"的角色;而实际上,还有一部分雄激素的分泌,则是通过"猎人乙"的肾上腺来完成的。由此可见,睾丸和肾上腺均能产生雄激素,专业的医生"火眼金睛",能准确地判断"子弹"究竟来自哪里。

肾上腺位于肾脏的上方,是人类内分泌器官中极其重要的一部分。在肾上腺这座"激素加工厂"里,通过很多"机器"——酶,将胆固醇加工成为形形色色的激素,就比如人体应激时最重要的皮质醇就是这个"工厂"的杰作之一。而雄激素也是这个"工厂"的产品之一。

当这个"工厂"的"机器"出现问题,导致"流水线作业"异常,就会使得雄激素的产生增加,这种情况不分男女,甚至在女孩中可能导致更严重的问题,比如阴唇融合、阴蒂肥大等外生殖器男性化之类的畸形,严重地影响到孩子的生活。这类疾病我们称为先天性肾上腺皮质增生症(CAH),它根据"机械故障"的类型分为很多不同的种类,我们刚才提到的情况是 21-羟化酶缺乏所导致的单纯男性化型表现。

在 CAH 男孩中,从幼年甚至胎儿时期就出现过高的雄激素水平,作为"猎人乙"推动了性发育的进展。有些孩子 2 岁起就会出现阴茎增大、阴囊颜色变深,4~7 岁的时候就可以发现胡须、腋毛甚至阴毛的生长了。但因为不是"猎人甲"的作用，性发育并未真正启动，所以并不会伴随着睾丸的增大。

同时这些孩子过多的雄激素在体内会转化为雌激素，使得骨骼也加速成熟，最终导致成年后的身高严重受到影响，所以如何尽可能地改善这些孩子的身高，也将是医生在治疗时需要面对的重点和难点。因此，确诊的CAH男孩也需要定期检查、制定治疗方案并进行药物干预来防止发育的进一步加速。

那"猎人乙"还会有别的身份吗？既然我们推断不伴有睾丸发育的性发育是由于额外的雄激素产生的，那外源性摄入的雄激素、肾上腺分泌雄激素的肿瘤等也都是"嫌犯"。在对肾上腺功能进行排摸的过程中，根据不同激素的高低变化，内分泌科的医生能轻易地分辨出"猎人乙"，从而选择适合孩子的治疗方案。

（袁丹丹　张　颖）

10　男孩阴茎勃起是性早熟吗？

有时候我们会发现，婴幼儿期的男孩也会出现阴茎勃起的现象，这是不是性早熟呢？男孩性早熟的临床表现，首先表现为睾丸增大（≥4 mL），阴囊皮肤皱褶增加，色素加深，阴茎增长、增粗；阴毛、腋毛、胡须生长；声音变低沉；遗精；肌肉容量增加，皮下脂肪减少。所以，仅仅因为男孩的阴茎勃起就怀疑是性早熟，是不正确的。

事实上，阴茎勃起是正常的生理现象，婴幼儿期的男孩，甚至在妈妈肚子里的胎儿，都可能出现勃起的情况。出生后，男婴体内垂体激素LH、FSH增高会使刚出生男婴的阴茎偶尔出现轻微的勃起，故也可以称为"小青春期"。从现代医学来讲，小儿阴茎勃起多为反射性勃起，当阴茎局部受到灼热、充血及膀胱充盈等刺激时，都会诱发勃起。此外,应当积极寻找及消除造成孩子勃起的诸多因素。

包茎或包皮过长

存在包茎或包皮过长之类病症的孩子,如果不注意局部性器官的卫生,有炎症刺激时可以造成阴茎充血勃起。大部分男宝宝的包皮过长和包茎,都是生理性的,随着逐渐发育,会自然好转,不需要额外治疗。但如果随着年龄增大,包茎无明显改善,建议到儿科或泌尿外科就诊。

触摸阴茎

有的孩子出于好奇,经常用手抚摸阴茎,或成人出于抚爱和嬉戏,摆弄孩子的性器官,也会诱发阴茎勃起。在他眼里,阴茎和小手、小脚是一样的,都是值得他探索的身体部位。所以大家千万别呵斥指责或强行制止宝宝,别让他觉得这是件羞耻或错误的事情。

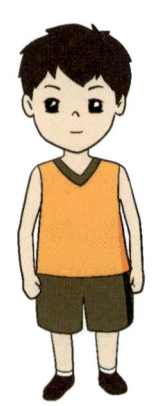

穿着太过束缚

孩子穿紧身内裤,将阴茎和阴囊紧紧地包裹在其中,会使阴茎充血或受到刺激,这种情况也易诱发阴茎勃起。

当发现孩子的阴茎勃起后,一般无需过度紧张,应观察其是否可以自行消退,并仔细寻找一下原因,并及时采取相关措施,一般不会对孩子造成损害。此外,我们还应该知道什么是男孩正常发育和如何早期识别性早熟。男孩正常的青春期发育是有一定顺序的。首先出现睾丸增大,如果睾丸≥4 mL,就标志着青春期性发育开始了,随着睾丸容积的逐渐增大,继而阴茎开始增长、增粗,阴囊皮肤颜色加深和褶皱增多。后面逐渐出现阴毛、腋毛和胡须。之后孩子的声音开始变低沉,就是我们通常说的变声,并出现遗精。正常情况下男孩出现变声的年龄在13.5岁左右。这个时期同时会伴有最快的生长速率、肌肉力量增加、出现痤疮等。通过了解男孩正常的性发育顺序，我们知道了睾丸的增大是在阴茎增大之前的，如果顺序颠倒了，在睾丸还没有增大的情况下，先出现了阴茎的增大，这种情况是不正常的。性征发育不按正常发育程序进展往往是外周性性早熟（也称为假性性早熟）典型的表现。为什么外周性性早熟会先有阴茎大呢？这是因为外周性性早熟体内增高的雄激素并不是来源于睾丸，而是外源性雄激素摄入或其他病理因素导致患者体内的雄激素分泌异常增高，直接作用于阴茎上，导致阴茎增大，继而出现阴毛、胡须等其他第二性征。

因此，男孩阴茎勃起需要鉴别是否伴随性早熟的其他症状，比如阴茎增长、睾丸增大、阴毛或腋毛生长、身高加速等，千万不要盲目认为阴茎勃起就是性早熟。

（王　斐　李　妍）

11　男童真性性早熟是怎么回事？

儿童性早熟的病因多样，根据是否有性腺轴的启动，其分为真性性早熟（中枢性性早熟）和假性性早熟（外周性性早熟）。真性性早熟是指由于下丘脑-垂体-性腺轴功能提前启动而导致女孩8岁前、男孩9岁前出现生殖器官快速发育及第二性征呈现的一种常见的儿童内分泌疾病。真性性早熟可导致性发育过早，骨骼成熟较快，骨龄超过实际年龄而骨骺提前融合，影响孩子的终身高；第二性征过早发育及性成熟，可带来相应的心理问题或社会行为异常。

有些性早熟的男孩，在9岁之前可能就会开始变声，出现不太明显的喉结，甚至有些还会长出一些胡须，但是也有很多家长将这些信号当作孩子正常发育的信号，根本没有意识到这是孩子第二性征过早发育的情况,当然除了这些比较明显的症状之外,还有一些比较隐蔽的特征,比如孩子的睾丸会增大、私处增大、腋毛出现等。

性早熟就诊的女孩较多,男孩相对少一些。男孩性早熟虽然发病率相对较低,但25%～90%的孩子具有器质性原因,约2/3的孩子有神经系统异常,50%左右的孩子存在中枢神经系统肿瘤。男孩性早熟比女孩危害大,其危害有:

性早熟可能是肿瘤的征兆

前面提到了,男孩性早熟很大一部分有器质性原因。例如,有的性早熟是因为性腺或是肾上腺等腺体长了肿瘤,肿瘤会释放一些物质,那么这些物质与性激素相关,但是虽然肿瘤不大,但是其释放的激素量足以引起性早熟。所有当发现男孩存在性早熟的倾向之后,一定要尽早去医院诊治。

影响孩子的身高

特发性性早熟的孩子由于受到了体内性激素的刺激,身高增长比同龄人要快、要早,但也缩短了发育前的生长时间,最终身高会受到影响,比正常儿童要矮;一般性早熟的孩子骨龄也会提前,后续的生长空间和潜力不足,所以最终身高会在一定程度上受到影响。

影响孩子的学习和心理健康

孩子如果发现自己和其他孩子不同,在生活和心理方面会发生障碍,孩子可能出现自卑、胆小,甚至自闭,感觉自己是另类,不喜欢与别的小朋友交流,严重的情况还可以影响孩子的学习成绩;长此以往,对孩子的身心健康非常不利。

性行为提前

患儿的心智和生理的发育没有匹配,年龄小,又没有社会经验,自控能力不如成人,可能导致他们提前发生性行为,存在怀孕、患有性病等风险非常高。

所以,一定要重视男孩的性早熟,如果出现性早熟征象,及时带孩子去医院就诊。

(常国营)

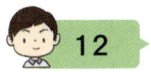

12 男童性早熟还有假性的?

在前面几个章节中,我们已经明白男童性早熟是指男孩 9 岁前出现睾丸或阴茎变大,可伴或不伴阴毛、腋毛生长。男孩性早熟可分为中枢性或促性腺激素依赖性性早熟(即真性性早熟)、外周性或非促性腺激素依赖性性早熟(即假性性早熟)。那男孩真性性早熟和假性性早熟有什么不同呢?

我们先来看下面两个病例,从病例中比较两者的区别。

病例一

小王是个男孩,今年刚过 9 岁生日,因为身高增长过快,家长带孩子到医院就诊,内分泌科医生发现睾丸和阴茎均明显增大,目前尚未变声,也未长胡须,不过医生说半年后就要变声了,进一步全面检查,血 LHRH 激发试验显示,LH 峰值 22.1 U/L,LH 峰值/FSH 峰值的值为 1.8,睾酮 6.48 pmol/L,B 超显示睾丸明显增大,骨龄超前 2 岁左右,故诊断为真性性早熟,进一步进行垂体 MRI 提示垂体占位、生殖细胞瘤可能。

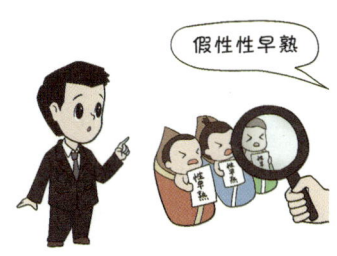

从病例一中,我们可以发现,真性性早熟的男孩除了第二性征发

育(阴茎、睾丸会变大),还会伴有血 LH 水平明显增高(LH 是来自垂体分泌的一种激素),可同时伴或不伴身高增长加速,骨龄超前。这种情况下,男孩的睾丸是会产生精子的,是有生育能力的。导致真性性早熟的原因有很多,如颅内肿瘤或占位性病变、脑炎、脑外伤等器质性疾病;遗传性病因,主要与基因突变有关;排除以上病因后,就是特发性真性性早熟。真性性早熟的性发育过程和正常青春期发育的顺序一致,男孩的性发育顺序为:睾丸变大→阴茎变大→下身长毛→腋下长毛→声音低沉→长胡须→出现遗精。只是整个性发育过程提前,大部分伴有骨龄超前。可见真性性早熟的病变来自下丘脑和垂体,必须排除颅内病变,影像学检查未见明显异常,才可诊断为特发性真性性早熟。

病例二

小赵,男孩,今年 7 岁,但身高已经 145 cm,近 1 年他在班级里身高一下子蹿到最高个儿了,但近 2 个月出现变声,面部较多小"疙瘩",到内分泌科就诊,内分泌科医生查体发现阴茎明显增大而睾丸没有发育,但阴毛和胡须比较明显,LH 释放激素激发试验显示,LH 峰值 1.96 U/L,LH 峰值/FSH 峰值的值为 0.2。睾酮 7.9 pmol/L。故诊断为假性性早熟。接着需要进一步查肾上腺功能及检测基因,明确假性性早熟的病因。

从病例二中,我们可以发现,假性性早熟并不受下丘脑-垂体-性腺轴功能调控,是由于性腺肿瘤或肾上腺疾病等引起的体内出现很多的雌激素或雄激素导致的性早熟,其性发育的顺序与正常青春期的性发育顺序不一致。男孩可先出现阴茎的增大,随后睾丸逐渐增大,与正常男性性发育次序颠倒,这是一个比较特异性的特征。其激素水平表现为血睾酮明显增高,而垂体性激素如 LH 水平<5 U/L,说明下丘脑-垂体-性腺轴未启动,这种情况下,男孩的睾丸也并未真正开始发育。如果是接触或摄入外源性雄激素而导致的假性性早熟,

去除病因后,过几个月后性早熟症状可自行消退,不需要干预。但如果假性性早熟未早期干预,任其发展,治疗不得当的话,就会转化为真性性早熟。

到此,大家应该明白为什么男孩性早熟除了真性,还有假性性早熟了吧!

(许丽雅)

13 男童真性性早熟和假性性早熟,哪个危害更大?

男孩真性性早熟(中枢性性早熟)是指男孩 9 岁前出现内外生殖器官快速发育及第二性征出现的一种常见的儿童内分泌疾病。男孩较女孩真性性早熟更需引起关注,尤其需警惕占位性病变,如鞍区肿瘤等。真性性早熟的危害包括:

终身高受损

真性性早熟的男孩,往往骨龄进展会比实际的年龄增长快,很多父母看见自家孩子身高蹿得快就会特别高兴,殊不知这容易导致骨骺线融合的时间提前,男孩的生长周期被压缩,最终反而赶不上同龄人的增长速度,从而导致身材矮小,甚至不足 1.6 m。因此,当男孩出现性早熟现象的时候,需要密切监测骨龄的变化,定期评估终身高是否受损。

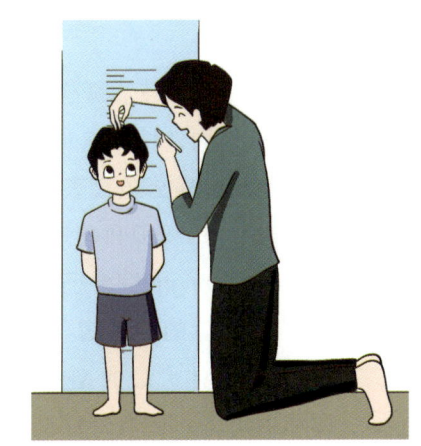

男童性早熟篇　45

心理问题

真性性早熟的孩子往往身体发育的速度会比同龄人更快,但心智的发育无法及时跟上,容易带来心理障碍或者心理上的困扰,比如会产生恐惧、自卑及不安的情绪而影响到心理健康,时间一长还可能出现心理扭曲现象。提早进入成人的体态和心态,对青少年的心理影响很大,家长对此不可忽视。

肿瘤征兆

生殖细胞肿瘤或其他占位性病变,如未及时发现,尽早处理,将会威胁患儿健康。

性行为提前

真性性早熟的儿童虽然身体上发育比较快,但是其心理发育还处于儿童阶段,两者的发育不匹配,加之儿童生理年纪比较小、自控能力较差及社会阅历较浅,极易提前发生性行为。

外周性性早熟的男孩往往以阴茎增大为主,睾丸的容积大小却处于青春前期水平,而且促性腺激素等上游激素在青春前期水平。常见病因如下:

- 先天性肾上腺皮质增生症

它是男孩外周性性早熟最常见的病因,该病会导致体内产生过多的雄激素,因此患病男孩会表现为阴茎增大、阴毛发育和阴囊色素沉着,甚至出现变声、胡须和痤疮,并伴有身高增长加速和骨龄提前。

- McCune-Albright 综合征

它是一种复杂的罕见病,男女都可以发病。病变累及骨骼、皮肤和多个内分泌腺体。最典型的表现是外周性性早熟、皮肤上有淡褐色斑(咖啡牛奶斑),还有骨纤维发育不良等表现。

- 家族性男性性早熟

家族性男性性早熟又称家族性高睾酮血症,是一种遗传性疾病。

主要表现为男孩阴茎及睾丸增大,通常情况以阴茎增大为主。此外,还伴有生长速率加快、阴毛及腋毛出现、骨龄成熟加速,以及血睾酮明显增高。在0~4岁进展快速,常伴有攻击性行为,比如爱发脾气,经常打其他小朋友等;阴茎增长明显,而睾丸容积却不是同步增大。

- 肿瘤

分泌雄激素为主的肾上腺皮质肿瘤、睾丸肿瘤、分泌绒毛膜促性腺激素(HCG)的肿瘤均可以导致男孩外周性性早熟,主要表现为阴茎增大,分泌HCG的肿瘤可伴有睾丸轻度增大,但是与阴茎大小不相称,也就是阴茎增大相对睾丸增大更加明显。

因此,外周性性早熟受遗传因素的影响,如果父母也有性早熟病史,需要提高警惕,平日密切关注孩子的性发育情况,及时去儿童内分泌科门诊就诊。

家长平时需多注意观察男孩的性发育情况,尤其是外生殖器、毛发、胡须及喉结等是不是过早发育,不要等到发现变声(青春期发育后期)才来就诊。只要发现提前出现了第二性征,就要尽早到内分泌科检查诊治,避免病情进展,贻误最佳治疗时间。

(王 斐 李 妍)

14 为何假性性早熟会变成真性性早熟?

我们将亚洲女孩在 8 岁前、男孩在 9 岁前出现第二性征,称为性早熟。在实际临床中,常常会发现有些孩子开始就诊的时候只属于假性性早熟,但是在随访一段时间后,孩子后续却变成了真性性早熟,那是什么原因导致了孩子病情的进展,促使假性性早熟变成真性性早熟的呢?

所谓的假性性早熟即非促性腺激素依赖性性早熟,它本身不是一蹴而就造成的,相对来说进展过程是比较缓慢,而且持续时间可能相对较长。假性性早熟的特点是由于一些疾病导致性激素过早的合成,或是摄入了一些外源性的激素,但是我们的大脑中负责青春期发育的"司令部"下丘脑-垂体所分泌的促性腺激素并不增高,也就是说假性性早熟的发生不是因为大脑发出指令使身体的激素水平从上而下的序贯升高,从而导致青春期的提前,而是其他病因造成的。

虽然早期"司令部"下丘脑-垂体处于抑制状态,就像冬眠的棕熊,但是随着时间的推移,这些升高的激素不断给我们的大脑发送错误的"暗示"说"春天来啦,春天真的来啦!",这使得大脑误以为孩子的身体已经做好发育的准备,而开始转为兴奋状态,而逐渐诱发真性性早熟的发生。

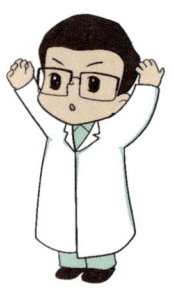

科学家们发现在促性腺激素释放激素(GnRH)基因内存在经典的雌激素应答成分,当血液中额外来源的雌激素水平持久增高,会使得大脑增加青春期启动最高级激素——GnRH的分泌,而逐步转入真性性早熟的进程。其中的具体机制非常复杂,科学家们也在不断研究中。

另外,部分性性早熟可能就是真性性早熟的早期阶段的表现。

如果我们将青春期发育视作冷水烧开的过程,那部分性性早熟就好比水温逐渐升高的过程,而当它煮沸时则成为真性性早熟。因此,部分性性早熟和真性性早熟之间虽然有本质的区别,却是同一进程递进的先后步骤,是不能全然分开谈论的。随着时间可能就会发展为真性性早熟。

因此作为家长,平时生活中我们应当注意减少与外源性性激素的接触,避免食用激素含量较高的食物,防止孩子接触到避孕药、性激素贴片之类的口服或外用药物,避免接触一些非正规渠道的化妆品、保健品,这都可以减少性激素的暴露从而避免假性性早熟的发生。

而对于疾病引起的假性性早熟,我们只有多关心孩子的发育情况,如果过早出现了睾丸增大、身高突长或是长痘痘之类的表现,及时到正规医院请医生进行全面的检查,治疗原发的疾病。另外,当假性性早熟已然发生,我们也无需过度紧张,但一定要定期随访,这样可以及时发现性早熟的病情变化,评估它有无进展成为真性性早熟,并针对性地调整治疗计划。

(张　颖　袁丹丹)

15　如何鉴别是真性性早熟还是假性性早熟?

亮亮是个 6 岁 6 个月的男孩,他的爸爸在外地工作,妈妈的工作也非常忙碌,经常出差。前段时间爸爸和妈妈居家办公,因此陪伴亮亮的时间多了起来。爸爸很久没有见到亮亮了,看到亮亮身高高了一大截,还不停夸赞家人照顾得好。这天,妈妈在帮他洗澡时发现他的阴茎比之前明显增长增粗了,再仔细看了看,阴茎根部还有些黑色的绒毛。妈妈吓坏了,赶紧把亮亮爸爸叫了过来。"什么时候儿子的阴茎长这么大了?这么小怎么会有这么大的阴茎?"两人相互对视,却没人能回答这个问题,但是他们都认为这肯定不正常,遂立即预约了上海市儿童医院内分泌科门诊就诊。

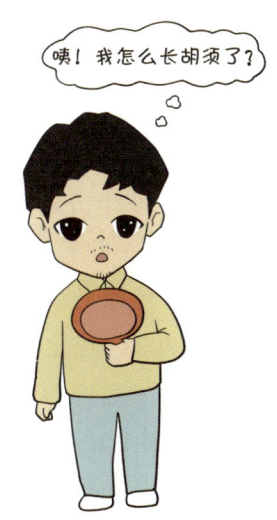

门诊医生给亮亮测量了身高和体重,检查了性发育情况。他的身高 127 cm,在同年龄儿童中身高是比较高的;体重 28 kg,是和身高相符合的。他的阴囊有色素沉着,双侧睾丸 3 mL,阴茎长 6~7 cm,并且发现有阴毛。男孩阴茎的明显增长及阴毛的出现不应该出现在这个年龄,正常情况下会出现在青春期中后期(12~13岁)。男孩如果在9岁前出现第二性征称为性早熟,很显然,亮亮出现了性早熟。男孩的性早熟通常分为中枢性性早熟(又称为真性性早熟)和外周性性早熟(又称假性性早熟)。那么亮亮属于哪一种性早熟呢?

下面我们先来了解一下男孩中枢性性早熟和外周性性早熟各有什么特点?中枢性性早熟者的发育顺序与正常青春期发育相似,但在正常青春期的发育年龄前出现。男孩首先出现睾丸及阴茎增大,睾丸大于4 mL即表示发育启动,以后可有阴茎勃起及排精,并出现阴毛、痤疮和变声。在性发育的同时,孩子的骨骼生长加速,骨骺提前融合,故身高暂时较同龄儿童高,但成年后身材往往较正常人矮小。外周性性早熟男孩多表现为阴茎增大,阴毛早现伴体毛增多,多痤疮,生长加速、骨龄提前,阴囊色素沉着,但睾丸不增大。睾丸不增大是男孩外周性性早熟与中枢性性早熟最大的区别。乳晕及外生殖器的色素沉着是外周性性早熟的一种特征性的变化。了解了上面的知识,从临床表现上区分亮亮属于哪一种性早熟就比较容易了。亮亮6岁6个月,临床表现为阴茎增大,身高增长加速,阴囊色素沉着,但睾丸不增大。从临床特征上分析属于外周性性早熟。

男孩外周性性早熟病因主要包括:先天性肾上腺皮质增生症、家族性男性性早熟、肾上腺皮质肿瘤、睾丸肿瘤、分泌绒毛膜促性腺激素(HCG)肿瘤等。医生给亮亮完善了相关的检查,最后发现亮亮头颅内存在一个分泌绒毛膜促性腺激素(HCG)的肿瘤——生殖细胞瘤,正是这个肿瘤导致他出现了外周性性早熟。

先天性肾上腺皮质增生症为男孩外周性性早熟最常见的病因,最多见的为21-羟化酶缺乏,其次为11-羟化酶缺乏。两种先天性肾上腺皮质增生症均为代谢异常导致的高雄激素血症,在男童表现为阴茎增大、阴毛发育和阴囊色素沉着,甚至出现变声、胡须和痤疮,并伴有身高增长加速和骨龄提前。

本病又称为家族性高睾酮血症，是由于黄体生成素受体基因突变导致的。

肾上腺也可以分泌性激素，当肿瘤以分泌雄激素为主时，男孩临床上会出现外周性性早熟的表现。

临床表现为单侧睾丸不同程度增大，B超可探及占位肿块，绝大多数睾丸肿瘤为生殖细胞肿瘤。

（周莎莎　刘庆旭）

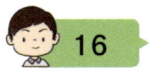 16 发现男童性早熟以后需要进一步做哪些必要检查？

男童性早熟是指男童在9岁前出现第二性征，发现男童性早熟之后首先要到正规医院找专科医生进行诊断，看看是真性性早熟还是假性性早熟，进而对症下药。

性早熟按其性质分为两种类型：①真性性早熟（CPP），又称GnRH依赖性性早熟、中枢性性早熟、完全性性早熟，具有与正常青春期发育类同的下丘脑-垂体-性腺轴（HPG轴）发动、成熟的程序性过程，直至生殖系统成熟，即由下丘脑提前分泌和释放GnRH，激活垂体分泌促性腺激素使性腺发育分泌性激素，从而使内、外生殖器发育和第二性征呈现。患儿除表现与性别相一致的第二性征（乳房发育、外生殖器发育、出现体毛、喉结等变化）外，同时有生长加速、骨龄增加和具有生育能力。②假性性早熟，又称非GnRH依赖性性早熟、周围性性早熟，不完全性性早熟，是下丘脑-垂体-性腺轴未成熟，缘于各种原因引起的体内性甾体激素升高至青春期水平，故只有第二性征的早现，不具有完整性发育程序性过程。

男性性早熟虽然发病率相对较低，但25%～90%的患儿具有器

质性原因。当然,为了排除其他疾病导致的性早熟,除了询问病史、检查身体以外,还需要做的必要检查有:

骨骼发育指标的检测

骨龄测定,根据左手和腕部 X 线片评估骨龄,判断骨骼发育是否超前,用来评估当前发育水平。真性性早熟患儿一般骨龄超过实际年龄。

实验室检查

(1)检查性激素基础水平,一般专家认为,LH 基础值>0.83 U/L,明确进入青春期,无需进行激发试验。另有研究显示,0.3 U/L<LH 基础值<0.83 U/L,青春期前和青春期存在重叠,如临床表现不确定,需进行 GnRH 或 GnRHa 激发试验。

(2)GnRH 激发试验:一般以 GnRH 2.5 μg/kg(最大剂量 100 μg)静脉注射,于注射前和注射后 30、60 和 90 分钟测定血清 LH 和 FSH 水平。如果用免疫化学发光法测定,激发峰值 LH 大于 5.0 U/L 或 LH/FSH 在 0.6~1.0 或以上时,可认为其性腺轴功能已经启动。

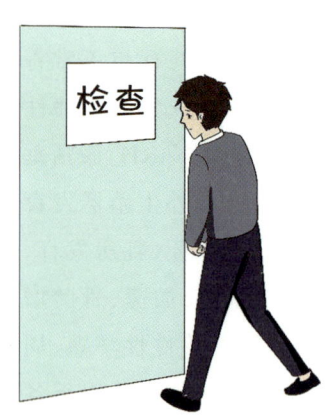

(3)其他检查:如怀疑甲状腺功能减退,可测定三碘甲状腺原氨酸、甲状腺素(TSH)、FSH;性腺肿瘤患儿,可测定睾酮(T)和雌二醇(E_2)浓度;先天性肾上腺皮质增生症患儿可测定血 17-羟孕酮等。

影像学检查

(1)睾丸超声:超声可以确定睾丸容积大小,排除是否存在异物。

(2)CT 或 MRI:男童性早熟的患儿,约 2/3 的患儿有神经系统异常,50%左右的患儿存在中枢神经系统肿瘤。因此,对所有男童性早熟患儿医生都会常规对孩子进行头颅 MRI 检查。另外，对怀疑有肾上腺皮质疾病患儿，要进行腹部 CT 检查。

总之，医生会对发生性早熟的男孩做一些相关检查以明确性早熟的病因及性质，以指导下一步治疗。

（常国营）

17 促性腺激素释放激素激发试验是一种检查吗？

GnRH 是下丘脑分泌的一种释放激素，其作用于垂体，使其释放 FSH 和 LH，后两者再作用于性腺，调节生殖功能。当我们需要这个检查的时候，医生会用人工合成的 GnRH 来刺激垂体前叶，以评估垂体对下丘脑 GnRH 的反应功能，从而为临床提供诊断依据。简单来讲，GnRH 激发试验的目的主要是检查大脑对性腺发育的调控功能是否正常。

临床上当遇到一些疾病，比如性早熟、青春期发育延迟、性腺发育异常等问题时，我们常常需要一些血液检查来评估孩子的性激素水平。那么我们都知道对于成人，血液中的性激素会随着生理周期而变化，但是儿童期生殖器的发育很缓慢，处于幼稚状态，性腺的发育有赖于下丘脑-垂体-性腺轴的调控，青春期前孩子的性激素是处于被抑制的状态，当进行随机的血液检查的时候，绝大部分的性激素都处于非常低的水平。因此，随机的性激素血检是无法全面地判断孩子真实的性激素水平的。我们需要做一些特殊的检查来帮助医生进行判断，这个更为准确的检查医学上称之为 GnRH 激发试验。

GnRH 激发试验常用的药物是戈那瑞林，试验的过程是这样的，检验对象首先空腹进行采血，测 LH、FSH、T、E_2 等性激素作为基础值,然后根据体重静脉推注戈那瑞林,分别于注射后30、60、90分钟采血,及时分离血清,所有标本均检测LH、FSH等指标。

在大部分医院,这个检查需要住院才能完成,原因如下:其一是在于注射药物后抽血的时间需要大致的准确性,在住院部抽血可以尽量避免遗漏或是错误;其二,戈那瑞林作为注射制剂,通常情况下非常安全,但仍不可避免在极其偶尔的情况下出现或轻或重的过敏反应,如皮疹、气促等,在住院部检查能确保用药后得到医护人员的关注,为我们顺利完成检查保驾护航。

而父母们的另一个担忧是,因为"激发试验"注射进身体的LH释放激素(LHRH)会不会促进孩子的生长呀?那我们不妨换个角度去思考:LHRH起效到消失的时间那么短,短到医生需要抓紧30、60、90分钟准确踩点,才能急匆匆地做完检查,不然这些药物的作用都消失了。同样的,检查药物的剂量也是经过医生严格计算的,对孩子可能产生的影响微乎其微。

结果的判读需要专业的儿科、内分泌科医生来进行,需要结合孩子的临床表现、家族史和其他相关检查综合判断。通过该检查我们可以判断下丘脑-垂体的功能情况,对诊断中枢性性早熟、高促性腺激素性性腺功能减退症、低促性腺激素性性腺功能减退症等疾病有很大帮助。

(张 颖 袁丹丹)

18 骨龄是预测成年身高的神器吗?

随着大家的生活条件越来越好,人们自我保健和大健康意识不断增强,不论是家长还是儿科医生对学龄儿童和青少年儿童体格、心理发育的关注度不断提升,因身材矮小、青春期早发育、性早熟等生长发育问题就诊者迅速增加：单纯用体重、身高的评估方法不能解决青春期早发育或晚发育、性早熟、发育迟缓、甲状腺功能减退、生长激素缺乏等疾病的早期识别问题。其实提到身高就不得不提到骨龄，骨龄在一定程度上

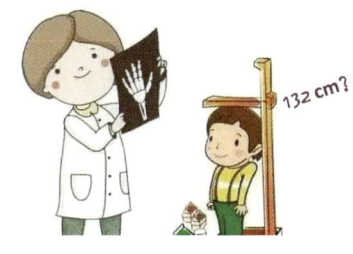

可以反映孩子的未来身高发育程度，对于帮助孩子生长发育有着很重要的监测作用，想要帮助孩子长得更高就要做好对骨龄的监测。

什么是骨龄？处于相同生活年龄的正常儿童，生长发育状况却存在着较大的个体差异，即生活年龄难以准确区分生理成熟度。而生长过程中，四肢各骨发育都遵循一定的规律，特征出现自然且有序。以某一部位为对象（通常选取手腕部），将其组成骨的发育状况评估后，可整合获知人体的骨成熟度。当这种成熟度以年龄来衡量时就是骨骼年龄（简称骨龄），可提示生理发育年龄达到某个阶段。因此，骨龄可作为青少年骨骼发育成熟度的度量单位。测骨龄的方法是通过拍摄左手正位 X 线片，根据左手掌的骨化中心的发育程度来评估。较准确的是 CHN 评分法及指定有经验的专人进行评估。

骨龄是预测成年身高的神器吗

儿童在生长发育的过程中，由于受遗传、环境、营养、运动和疾病等诸多因素影响，儿童的实际年龄常常不能真实地反映个体成熟的程度，而骨龄所反映的骨骼发育水平可表达遗传因素作用和各种环境因素的综合影响，又贯穿于生长发育的全过程，能更真实地反映儿童生长发育的成熟程度。目前医学界普遍认为骨龄是反映儿童生物年龄的简易、可信的指标。测量骨龄的意义在于，准确的骨龄评估能较客观地反映个体的生长发育水平和成熟程度，不仅可以确定儿童的生物学年龄，而且还可以通过骨龄及早了解儿童的生长发育潜力及性成熟的趋势。通过骨龄还可预测儿童的成年身高，通过分析知

道孩子的问题出在哪？骨龄大于实际年龄 2 岁，预示着儿童未来成年身高水平或许会低于目前身高水平，应立即排除早发育的可能；骨龄小于实际年龄 2 岁，应排除生长激素缺乏或甲状腺激素缺乏等疾病。骨龄大于实际年龄 1.3 岁，有可能是早发育，身高生长潜能较小，需根据其他检查结果进行评估。骨龄小于实际年龄 1.3 岁，身高生长有一定潜能，需根据骨龄的身高进行评估，但影响身高因素较多，需持续进行身高监测评估。骨龄等于年龄，骨龄和年龄同步生长，根据骨龄的身高进行评估。骨龄和实际年龄相差 1.3 岁以内，正常生长，需根据骨龄的身高进行评估并持续进行身高监测。

建议：每半年都进行一次骨龄测量；身高正常的可以一年一测，做好持续监测；骨龄大于实际年龄的最好 3 个月测一次。

注意：一般女孩骨龄达到 15 岁，男孩 17 岁，骨龄接近融合，生长潜力很小，已不太可能达到理想身高。而国内就医年龄普遍较大，平均 11～16 岁，已错过了黄金诊治时机，故家长应定期监测孩子的生长速度和身高，及早干预，以充分发挥遗传潜力，最大限度地提高其成年终身高。年龄越小，骨骺的软骨层分化及增生越活跃，生长空间越大，对治疗的反应越敏感，生长效果越好。年龄越小，体重越轻，用药剂量越小，所花费用也越少。

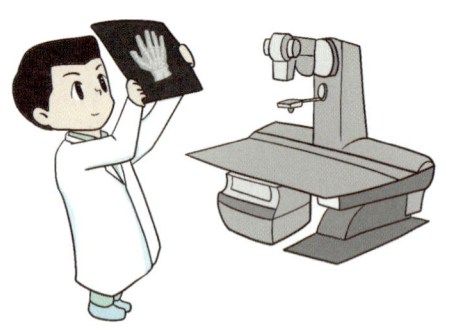

（常国营）

19 男童真性性早熟为什么做垂体 MRI?

性早熟使孩子成年身高偏低,还会引发一系列的不良心理问题。不同病因、不同类型、不同时期的性早熟,相应的治疗方案也是不同的,为了便于医生有针对性地进行治疗,同时将性早熟给孩子带来的伤害"最小化",家长一旦发现孩子有性发育提前的征象,一定要及早带孩子到医院明确诊断。

在临床上,医生会对性早熟的患儿进行垂体 MRI 检查。部分家长非常不理解,担心 MRI 对孩子有辐射及费用高等,今天就来为大家讲一讲性早熟的患儿为什么要做垂体 MRI?

儿童性早熟的病因多样,根据是否有性腺轴的启动,分为真性性早熟(中枢性性早熟)和假性性早熟(外周性性早熟)。真性性早熟是指由于下丘脑-垂体-性腺轴功能提前启动而导致女孩 8 岁前、男孩 9 岁前出现生殖器官快速发育及第二性征呈现的一种常见儿童内分泌疾病。近年临床研究表明,性早熟可为某些儿童肿瘤的首发症状,尤其是发病年龄越小,器质性病变所致性早熟的可能性越大,虽然在临床案例中性早熟患儿伴肿瘤发病率尚不高,但同样需引起大家的重视。

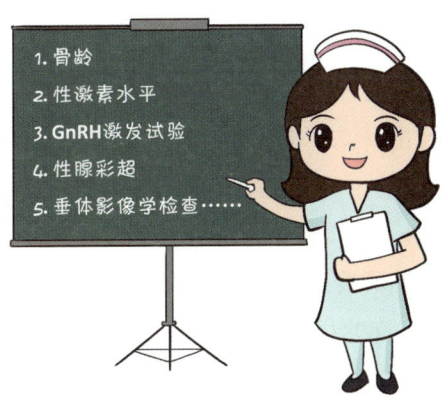

真性性早熟一般是中枢器质性器官的病变导致的。常见的引起真性性早熟的肿瘤有下丘脑错构瘤、生殖细胞肿瘤等，而发现中枢系统器质性病变的检测手段就是进行垂体 MRI。因此，在临床上对于 6 岁以下或者 6~8 岁进展较快的中枢性性早熟的儿童，都应该常规进行下丘脑-垂体 MRI，目的就是明确有没有头颅部位器质性的病变，包括垂体瘤及头部的其他肿瘤。临床上常规的 CT 检查很难发现脑部的微小病变，而 MRI 却非常精准并且能够发现微小的病变。

因此，在临床上做 MRI 是为了更加明确、更加精准地确定性早熟的原因，一般中枢性的性早熟器质性病变多发生在孩子脑部蝶鞍区的肿瘤，松果体区、基底节区肿瘤导致的性早熟多见于男童，女童较少见。所以男童更应该做 MRI 增强分层检查以提高准确的诊断率，最终找到明确的治疗方法，而彻底地控制性早熟继续快速进展！另外，MRI 是没有辐射的，各位家长放心。对于每个性早熟的孩子医生都会仔细评估，根据孩子的情况进行检查。所以，各位家长一定要谨遵医嘱，不要讳疾忌医哦。

（常国营）

20 为什么性早熟要查甲状腺功能？

性早熟是指女孩在 8 岁之前，男孩在 9 岁之前出现第二性征。男孩和女孩都会表现出身高、体重增长的速度明显加快，女孩表现为乳房开始发育，而后开始出现阴毛、腋毛，之后月经初潮，男孩则表现出睾丸容积增大，此外胡须、阴毛生长、声音变粗、喉结突出，甚至出现遗精，这些情况都预示着孩子发育提早。而甲状腺功能减退症（甲减）是由各种原因导致的甲状腺激素合成和分泌减少或组织利用不足而引起的全身性低代谢综合征，其病理特征是黏蛋白在组织和皮肤堆积,表现为黏液性水肿。在引起甲减的病因中,原发性甲减约占99%,而继发性甲减或其他原因只占1%。临床表现:面色苍白,眼睑和颊部虚肿,表情淡漠,全身皮肤干燥、增厚、粗糙多脱屑,非凹陷性水肿,毛发脱落,手、脚掌呈萎黄色,体重增加,少数孩子指甲厚而脆裂。神经精神系统:记忆力减退,智力低下,嗜睡,反应迟钝,多虑。呆小病:表情呆滞,发音低哑,颜面苍白,眶周水肿,两眼距增宽,鼻梁扁塌,唇厚流涎,舌大外伸,四肢粗短,鸭步,身材矮小。

甲状腺功能紊乱可能会影响孩子激素分泌及其性腺的功能。甲状腺素的分泌主要由下丘脑-垂体-甲状腺轴调节,进而甲状腺素也会通过下丘脑-垂体-性腺轴影响男孩睾丸与女孩卵巢功能。

甲减可能引起性早熟,是由于过高的促甲状腺素(TSH)分泌刺激了 LH 受体的原因。甲状腺功能减退的孩子如果未经甲状腺素及时替代治疗时可伴发性早熟,属于性早熟的特殊类型。其发生机制源于垂体负反馈激素的重叠性分泌,LH、泌乳素和促甲状腺释放激素(TRH)具有共同的调控机制,因

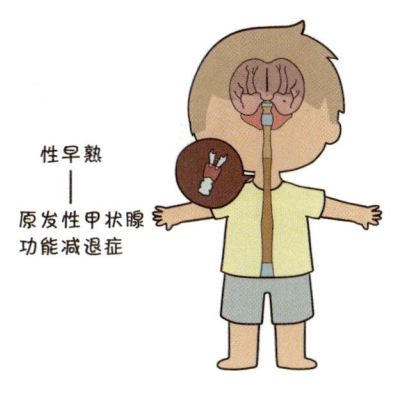

性早熟 — 原发性甲状腺功能减退症

T_3、T_4 低下,负反馈使 TRH 升高,继而 TSH 的分泌增多。TSH 与 LH 和 FSH 具有相同的亚单位,因此容易诱发性早熟。重度甲减患者由于受高水平的血清 TRH 分泌的刺激可有催乳素水平升高,且部分患者可有泌乳现象。甲状腺激素替代治疗可使催乳素和 TSH 水平降至正常,并使泌乳现象消失。此外,孩子还容易出现生长迟缓,智力情况视甲减程度而不同。早期患儿的血 LH 基础值升高,但在 GnRH 激发后不升高,病程较长后才转化为真正的中枢性性早熟,身材矮小是其重要特征。早期轻型病例以口服甲状腺片或左甲状腺素片为主,检测甲状腺功能,维持 TSH 在正常值范围。转化为真正中枢

性性早熟的部分患者需要 GnRHa 治疗。基于上述原因,性早熟的孩子都要查甲状腺功能。

(刘庆旭　周莎莎)

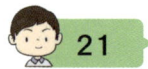 **21** 男孩出现性早熟后,会有哪些心理问题?

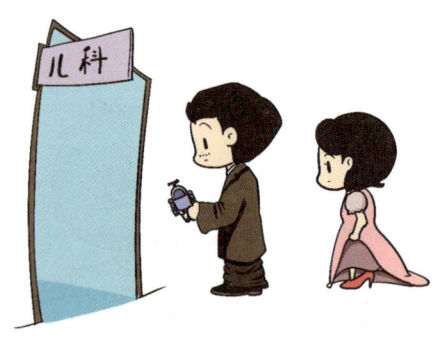

正常亚洲男孩一般从 11～12 岁开始进入青春期,进入青春期之后,就会有第二性征出现,包括外生殖器官开始发育,长出胡须、阴毛、腋毛,嗓音变得低沉,出现遗精等。当男孩在 9 岁前出现第二性征时,称为性早熟。性早熟的发病率在 1/10 000～1/5 000,女孩约为男孩的 10 倍。男孩发生性早熟的概率相对于女孩较低,这就意味着男孩在同龄人中出现性早熟的情况较少,一旦某个孩子出现了变声、长胡须的迹象,会显得格外"鹤立鸡群",所以这种特殊性会对男孩性发育过程中的心理变化产生一定的影响。

首先,绝大多数男孩的成年后终身高会受损,无法达到应有的遗传身高。由于性早熟的发生,性激素提前分泌,性激素水平会明显升高,从而导致骨骼过快增长、骨骺融合过早,使得男孩的生长空间和时间变短,进而导致成年后最终身高反而相对矮小。我们都知道近几年社会普遍对男孩的身高要求越来越高,成年身材矮小,可能会影响孩子升学、就业,有些特殊的专业或职业对男孩的身高有一定的要求。身高不足还可能会影响男孩的恋爱和婚姻,身高矮可能让自己与心仪的女孩儿失之交臂。在这样的压力下,男孩或许会经历被取笑和欺负,拥有旁人难以体会的"少年维特之烦恼",也渐渐变得内向、胆小、孤僻、离群,与人交往变得困难,这些都对青春期个性的形成有重要影响。

其次,性激素提前、大量分泌也可能会出现紊乱,性发育没有按照正常的进程进行。真性性早熟的发生相当于青春期的提前,性发育和行为可能也会相应提前,使得发生性早熟的男孩,其身体发育和思想发育不匹配。另外,小年龄的男孩其自身的判断力及控制力相对较弱一些,还没有接受正确的生理卫生知识,缺乏自我保护意识,加上目前影视剧、自媒体内容良莠不齐又未能分级播放,孩子们很容易受到外界环境的影响,在社会整体性开放的浪潮中随波逐流。因此,对于男孩性早熟应该提高意识,积极甄别,及早发现。

另外,性早熟对男孩自身的心理健康也有不利影响。由于性腺的提前发育,男孩发现自己和其他的孩子在外形上存在一定差异,这可能会使孩子在学校显得不合群,小年龄的孩子同时又缺乏应有的生理卫生知识,就会在无形中让孩子产生一定的心理负担,如果没有得到及时的帮助,这种长期的心理负担就会让男孩产生焦虑、自卑,甚至恐惧等情绪,影响到孩子心理健康和日常生活。

因此,性早熟的发生应该被重视,及早发现,及早采取相应的干预措施,将影响降到最低。男孩出现性早熟通常表现比较隐蔽,男孩不会像女孩那样有乳房的突出,表现在上半身,家长是比较容易发现的,而男孩的性腺发育通常不容易被关注到。另外,8～10岁的男孩很多都有不错的自理能力,已经学会了自己洗澡、穿衣。妈妈们即使比较细心,但是由于性别的差异,也没有办法及时发现男孩的睾丸发育。而且很多家长结合了自身的发育年龄,想当然地觉得孩子也会在同样年纪发育,殊不知随着生态环境和生活环境的变化,儿童性发育的时间也在悄悄地发生着变化。现在的孩子性发育的时间和父母相比已经略有提前,而且性早熟的发生率也在逐年攀升。作为父母应该有意识地去关注孩子性发育的情况。如有变化也可以及早发现并及早干预,减少损失。

(张 颖 袁丹丹)

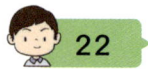

22　一旦男孩出现遗精,是否就长不高了?

门诊上经常会遇到家长带着孩子来就诊,原因是发现自己的孩子出现了变声和遗精现象。这让家长们非常焦虑,他们最担心的问题是男孩遗精都出现了,是不是不会再长高了。下面,我们就来谈一谈男孩在出现遗精后,还能不能继续长高。

男孩的正常性发育过程是从睾丸增大开始的,随后阴茎逐渐增大,再之后出现阴毛、腋毛,在睾丸开始增大后2年左右出现变声和遗精。通常情况下,多数男孩出现遗精的年龄在13岁左右。但是如果是性早熟的孩子,就不是按照这个规律了。性早熟的男孩因为开始性发育的年龄提前,遗精出现的时间也会提前。此外,性早熟的孩子性发育过程和正常性发育过程相比进展更快,因此整个性发育的时期也会缩短。门诊有不少性早熟男孩从开始出现睾丸增大到出现遗精现象仅仅经历了1年左右的时间。

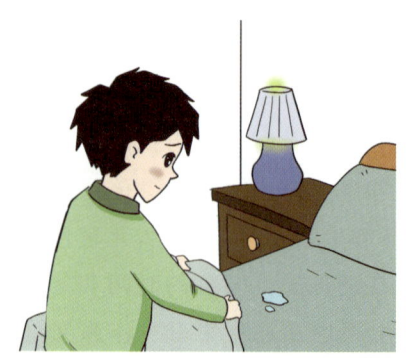

遗精作为男孩青春期发育过程中的一个重要标志,一旦出现就提示男孩们的性发育已经进入了青春期发育晚期,大家千万不要误认为遗精是性发育的初期。男孩遗精的出现并不意味着孩子不再长高,但是却可以提示剩余的生长空间已经有限。有些男孩遗精后身高还能再长十几厘米,但有些男孩却只能再长 5～6 cm。为何会有这么大的差异?这是因为剩余的身高生长空间取决于孩子遗精时骨龄的大小,每个孩子骨龄的大小不同,具体还能长多少也就因人而异了。比如性早熟的男孩出现遗精现象时,骨龄比实际年龄大很多,身高增长的空间也就会大大减少。在门诊也有 13 岁半的孩子,因发现变声和遗精半年多来就诊,孩子身高是 157 cm,医生给他测了骨龄,骨龄显示已经接近 16 岁,非常遗憾的是他只剩余 1～2 cm 的生长空间,最终的身高不会超过 160 cm。然而他父母的身高都在正常范围,父亲身高 172 cm,母亲身高 159 cm。按照父母的身高,计算了孩子的遗传身高,应该是在 172 cm 左右,虽然孩子的最终身高可以在遗传身高的基础上有几厘米的上下波动,可是这个男孩的终身高却明显受损。

男孩出现遗精现象后,如果身高存在问题,此时再想通过外界干预的方式促进身高,效果就会大打折扣。当然如果有些孩子存在身材矮小的情况,只要骨骺还没有融合,就还是有治疗的机会。如果等到遗精现象已经出现一两年之后才想起来医院就诊,这个时候骨骺融合的可能性就非常大了,而骨骺一旦融合孩子,就真的没有机会再长高了。所以,家长们要注意关注孩子的性发育情况,如果发现孩子性发育比其他孩子明显提前,一定要带孩子到专科医院及时就诊。

(周莎莎　刘庆旭)

23　哪些肿瘤会导致男童性早熟?

儿童性早熟是一种生长发育异常的疾病,主要表现为青春期第二性征大幅度提前出现,违反儿童的正常发育周期,影响儿童的心理健康及身心发展。儿童性早熟的病因多样,根据是否有性腺轴的启动,分为真性性早熟(中枢性性早熟)和假性性早熟(外周性性早熟)。中枢性性早熟是指由于下丘脑-垂体-性腺轴功能提前启动而导致女孩8岁前、男孩9岁前出现内外生殖器官快速发育及第二性征呈现的一种常见儿童内分泌疾病。

近年临床研究表明,性早熟可为某些儿童肿瘤的首发症状,尤其是发病年龄越小,器质性病变所致性早熟的可能性越大,虽然在临床案例中性早熟患儿伴肿瘤发病率尚不高,但同样需引起大家的重视。中枢性性早熟的发病率为 1/10 000～1/5 000,以女孩多见,男孩性早熟虽然发病率相对较低,但 50% 左右的患儿存在中枢神经系统肿瘤,且年龄越小,影像学异常的可能性越大。

常见的引起中枢性性早熟的肿瘤有下丘脑错构瘤、生殖细胞肿瘤等。鞍区、下丘脑其他病变如颅咽管瘤、视交叉神经胶质瘤等大多会导致生长发育迟缓,但也有部分患儿有性早熟表现。下丘脑病变导致性早熟的原因是该部位的肿瘤对下丘脑形成刺激,使 GnRH 的释放不受正常反馈机制的抑制,导致垂体-性腺轴提前启动;另一方面,由于肿瘤对下丘脑组织的压迫,使下丘脑对垂体-性腺轴的抑制解除,使垂体分泌 FSH、LH 的量不断增多,导致第二性征过早发育及性成熟。

就颅内生殖细胞肿瘤而言,有研究表明 HCG 水平增高是患儿出现性早熟的根本原因。HCG 是一种由滋养层细胞分泌的糖蛋白激素,在结构上与黄体生成素高度相似,血清 HCG 浓度增高,刺激睾丸黄体生成素受体,促使睾丸间质细胞分泌睾酮,且睾酮水平与 HCG 水平呈正相关,进而促使患儿出现阴茎增粗、增长,第二性征早现,表现为性早熟。在松果体区、基底节区的肿瘤导致的性早熟多见于男性,女性较少见。所以,如果孩子出现性早熟迹象,一定要带孩子去医院就诊,医生会结合孩子的情况进行相应的检查评估。

(常国营)

24 家族性高睾酮血症是什么？

家族性高睾酮血症又称家族性男性性早熟（family male-limited precocious puberty，FMPP）。FMPP 是因黄体生成素/人绒毛膜促性腺激素受体（LHCGR）基因突变引起 LHCGR 结构性激活，是外周性性早熟的一种罕见病因，不依赖于下丘脑-垂体-性腺轴激活，属于性限制性常染色体显性遗传病，仅男性发病。该疾病较为罕见，具体发病率不详，国内罕见报道。

临床表现

FMPP 患儿通常在 4 岁前（多在 1~3 岁）出现青春期表现，有的孩子更早，既往报道的一例最早在 8 个月发病，出现第二性征的发育。FMPP 男孩性激素水平升高、第二性征发育、精子生成，甚至遗精；临床表现为患儿身高出现快速

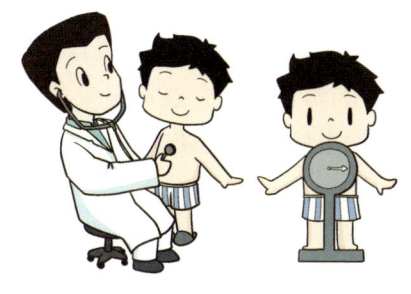

的生长、第二性征发育和骨骼成熟，在 0~4 岁进展快速；患儿常会出现攻击性行为。体检发现患儿阴茎增长明显，而睾丸容积与性发育水平不相称。未治疗者可由于骨骺过早融合而导致成年身材矮小。患儿性激素升高非受控于 GnRH，即不依赖于下丘脑-垂体性腺轴激活，临床表现为外周性性早熟，血清睾酮水平显著升高，LH 水平低，对 GnRH 激发无反应。

诊断

FPMM 限于男性发病，常有家族史，为常染色体显性遗传。患儿腹部 B 超、肾上腺 CT 增强扫描及垂体 MRI 常无明显异常，在排除其

他疾病原因后可考虑该病的诊断。确诊有赖于基因检测，LHCGR基因常存在变异。分子测序的技术成熟，提高了该疾病的诊断率。

治疗

FMPP患儿由于骨龄超前，导致身材矮小，治疗上也比较困难。过去治疗主要采用酮康唑，但由于该药物的肝毒性和糖皮质激素的拮抗作用从而限制了其临床的使用。对FMPP患儿的随访研究表明，使用醋酸环丙孕酮与酮康唑治疗效果类似，能使患儿睾酮水平下降，无严重的不良反应。然而，这两种药物对身高的作用有限。有研究显示螺内酯、睾内酯联合GnRHa可提高患儿青春期前的生长速率和促性腺激素水平，但对患儿的终身高改善不明显。比卡鲁胺作为非甾体类的雄激素受体拮抗剂，其可以与雄激素受体结合，促进雄激素受体降解。有研究表明，联合应用第三代芳香化酶抑制剂（阿那曲唑）和螺内酯可有效抑制骨龄进展，延长青春期阶段，从而增加终身高。当然，对于该疾病的治疗，还需要进一步的临床研究探索。

25 为什么先天性肾上腺皮质增生症会引起男童性早熟？

先天性肾上腺皮质增生（congenital adrenal hyperplasia，CAH）是一组由肾上腺皮质类固醇合成通路各阶段各类催化酶的缺陷，引起以皮质类固醇合成障碍为主的常染色体隐性遗传性疾病。CAH以21-羟化酶缺陷症（21-hydroxylase deficiency，21-OHD）最常见，本症有发生致命的肾上腺失盐危象风险，高雄激素血症致生长和性腺轴紊乱，是引起男性外周性性早熟的最常见病因。

21-OHD 由 *CYP21A2* 基因突变引起,它编码 21-羟化酶(P450c21)。P450c21 催化 17-羟孕酮(17-OHP)为 11-脱氧皮质醇,催化孕酮(P)为 11-脱氧皮质酮,两者分别为皮质醇和醛固酮的前体。P450c21 活性低下致皮质醇和醛固酮合成受损。皮质醇低下,经负反馈使 ACTH 分泌增加,刺激肾上腺皮质细胞增生,以期增加皮质醇合成;酶的缺陷使皮质醇依然低下。因雄激素合成通路无缺陷,在高 ACTH 刺激下,堆积的 17-OHP 和孕酮向雄激素转化增多,产生了旁路代谢亢进的特征性后果——高雄激素血症。雄激素升高显著程度依次为雄烯二酮、睾酮和脱氢表雄酮(DHEA)。盐皮质激素合成通路阻滞使孕酮不能向醛固酮转化致醛固酮低下,致水盐平衡失调,可发生致命的失盐危象(未确诊者病死率可达 4%~10%)。

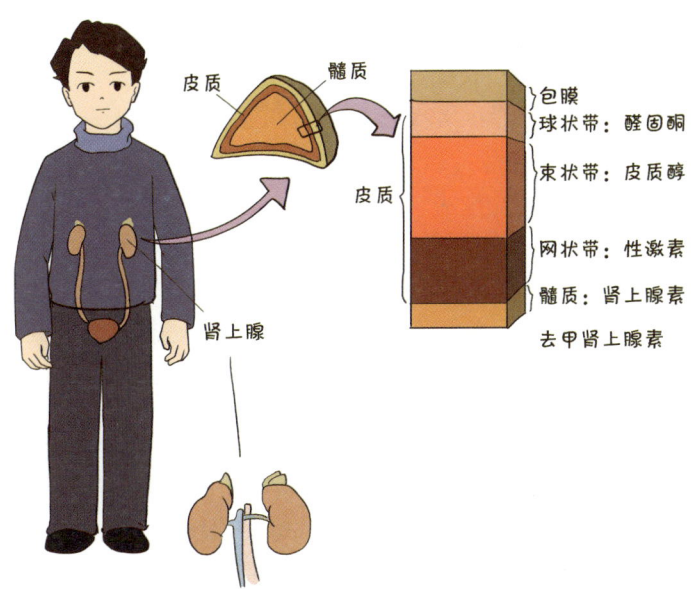

按基因型-临床表型的关系,醛固酮、皮质醇缺乏的程度和高雄激素的严重程度,21-OHD 分为两大类型:①典型 21-OHD,按醛固酮缺乏程度又分为失盐型(SW,约占 75%)和单纯男性化型(SV,约占 25%);②非典型 21-OHD(NCAH)。

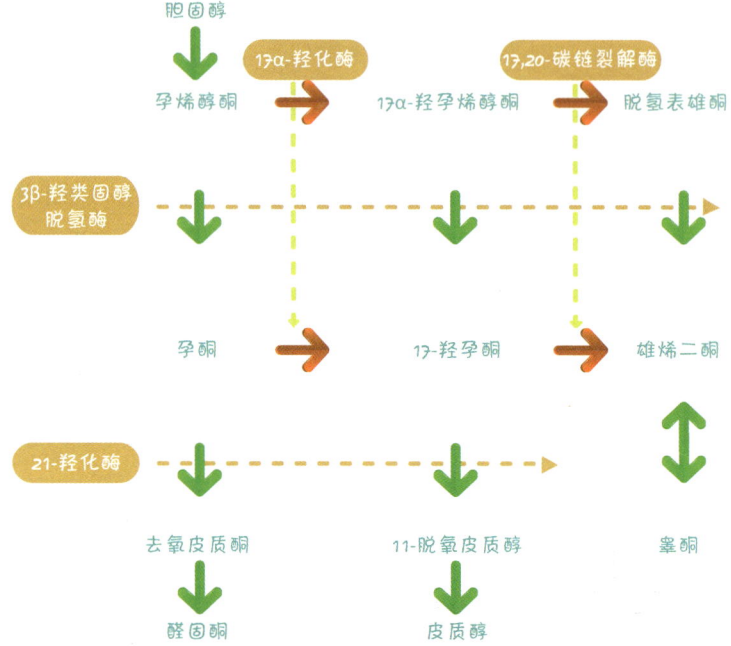

临床表现

（1）失盐表现：醛固酮低下致失盐危象常是典型失盐型在生后早期首发表现，呈现以低血钠、低血容量为主要特征的休克，伴或不伴低血糖；有高钾血症是与其他低血容量性休克鉴别点。危象一般由应激诱发。非危象起病者软弱无力、恶心、呕吐、喂养困难、腹泻、慢性脱水和生长迟滞。

（2）高雄激素血症：不同年龄表现不一。女性患儿宫内在外生殖器分化的窗口期受高雄激素影响，使原始生殖结节向男性分化；出生时性别模糊，外阴不同程度男性化。轻度的为孤立性阴蒂肥大，最严重者酷似阴囊型完全性尿道下裂伴隐睾的男性，并具有共通尿生殖窦。但"阴囊"内不能触及性腺，有完全正常的女性内生殖器结构（卵巢和子宫）。因婴儿期雄激素受体不敏感，男性新生儿期和婴儿期时无阴茎增大等外生殖器异常，是延误诊断的常见原因。至幼儿期，两性均会呈现外周性性早熟,男孩因对雄激素受体开始敏感,呈现阴茎增大,伴或不伴阴毛早生;女性患儿呈现异性性早熟。高水平性激素对下丘脑 GnRH 神经元的长期影响,至 5 岁起两性均可呈现中枢性性早熟。女性还可有第二性征发育不良和原发性闭经,有时在青春期或青春期后才被确诊为 21-OHD。两性均在幼年期开始发生线性生长伴骨龄增长加速,使成年身高受损。

(3) 其他表现:皮肤和黏膜色素增深,以乳晕和外阴明显,部分患儿可无此改变。

治疗

用适量的糖皮质激素反馈抑制过多分泌的促皮质激素,从而使雄性激素分泌减少。此外,还可补充自身分泌皮质醇的不足。先天失盐型的肾上腺皮质增生症,还需补充盐激素,如醋酸去氧皮质酮。糖皮质激素如采用氢化可的松,一般分 3 次口服,如无氢化可的松可用泼尼松代替。对体格已发育成熟的儿童,可改用地塞米松治疗,每日仅需服药 1 次。盐皮质激素常用醋酸去氧皮质酮,肌内注射。近年用 9α-氟氢可的松,效价较高,可口服,晚上服 1 次,十分方便。

(常国营)

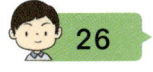

26 男童性早熟是吃出来的吗?

随着生活条件的提高,家长对于孩子的营养非常关心,出现很多过度进补的情况。其实,食物对男童性早熟的发生存在一定的影响,当然并不是说男童性早熟是吃出来的。目前,与男童性早熟发生相关的食物主要包括以下六个方面:

大补类食品

可入药的大补类食品包括冬虫夏草、人参、桂圆干、荔枝干、黄芪、沙参等。中医指出,越是大补类的药膳,越易改变孩子正常的内分泌环境,造成其身心发展不平衡。

禽肉,特别是禽颈

市场上出售的家禽,有些是用拌有快速生长剂的饲料喂养的,禽肉中的"促熟剂"残余主要集中在家禽头颈部分的腺体中。因此,常吃鸡、鸭、鹅的颈部,就成了"促性早熟"的高危行为。特别是将颈部和内脏一起熬汤,这是因为内脏中的甲状腺、性腺等含有激素性物质,会在熬汤的过程中慢慢析出,最后通过进餐饮食而进入人体,对于处于发育阶段的儿童来说是一种潜在的"激素"刺激。

反季节蔬菜和水果

冬季的草莓、葡萄、西瓜、番茄等,春末提前上市的梨、苹果、橙和桃,几乎都是在"促熟剂"的帮助下才反季节或提早成熟,一定要避免给幼儿食用。

油炸类食品

特别是炸鸡、炸薯条和炸薯片,过高的热量会在儿童体内转变为多余的脂肪,引发内分泌紊乱,导致性早熟;而且,食用油经反复加热使用后,高温使其氧化变性,也是引发性早熟的原因之一。每周光顾"洋快餐"两次以上,并经常食用油炸类膨化食品的儿童,性早熟的可能性是普通儿童的 2.5 倍。

保健品

某些儿童口服液,针对儿童市场的很多标榜"长高长壮"的补剂和口服液,相当部分含有激素成分。这些激素使孩子在 5～6 岁时长得比同龄儿童高大壮实,其骨龄已达 8 岁或 10 岁。而等孩子进入正常发育阶段时,反而不见长了。

药膳

像雪蛤、冬虫夏草、人参(包括西洋参等),里面的促性腺激素含量较高,对于围青春期的孩子(6～8 岁的女孩、7～10 岁的男孩),容易诱发性早熟。

除了食物引起性早熟的因素还有:①疾病因素,可以影响下丘脑垂体或者性腺轴的疾病都有可能会引起性早熟。例如,垂体肿瘤、肾上腺皮质增生等疾病。②遗传因素,有医学研究发现,性早熟是存在一定的遗传倾向的。如果父母的家族中有性早熟、父亲性发育较早或者母亲初潮的年龄比较早等情况,那么都可以增加孩子患上性早熟的风险。③环境因素,目前城市里的孩子比农村的孩子普遍早发育,性早熟发生的概率也更大。在信息化越来越发达的时代,很多信息都可以共享,儿童接收到的不健康的信息越来越多。所以环境也是导致儿童性早熟的原因之一。

(常国营)

27　男童性早熟会遗传吗?

临床上如果孩子父亲遗精时间过早或母亲月经来潮时间提前,通常孩子也会出现性早熟的现象。**这难免不让人怀疑性早熟会遗传吗?**

性早熟和遗传因素有很大关系,性早熟的发生是由遗传、营养、环境和疾病等一系列因素共同作用导致的。其中遗传占一部分原因。虽然国内外很多学者对其分子机制进行了广泛的研究,但未有所突破。本文旨在就目前关于中枢性性早熟的分子机制的研究进展作一介绍,以期能对大家了解该疾病的发生和治疗提供帮助。

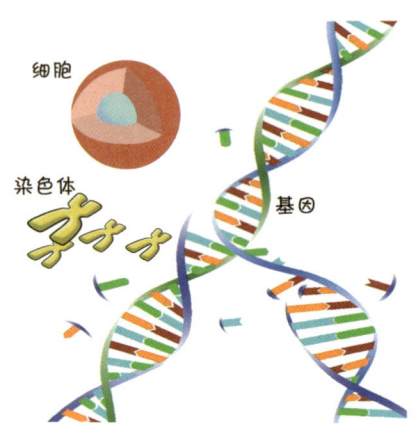

目前,已有许多研究发现了某些与儿童中枢性性早熟致病相关的基因,它们是 KISS1、KISS1R (GPR54)、MKRN3 和 DLK1 基因。

kisspeptin 系统在青春期促性腺轴的激活中发挥至关重要的作用。KISS1 基因于 1996 年首次被发现,该基因含有 3 个外显子,且只有部分的第 2 和第 3 外显子最终被翻译成 145 个氨基酸前体肽。KISS1R 基因位于染色体 19q13.3 附近,编码 1 个由 398 个氨基酸组成的蛋白质。KISS1R 的激活触发神经内分泌活动,导致青春期的开始。之前,在先天性孤立性性腺功能减退症患者中描述了 KISS1R 的几种隐性功能丧失性突变。2008 年,kisspeptin 系统开始进入科学家的视野,它被发现参与了人类中枢性性早熟(central precocious puberty,CPP)的发病机制。研究表明,GPR54 基因的单核苷酸多态性(SNP)可能与家族性 CPP 的发生存在一定的关系。此后大量研究也相继在 CPP 患者中发现了 KISS1 和 KISS1R 基因的致病 SNP。现已明确,KISS1 和 KISS1R 基因的遗传变异是导致 CPP 发生的因素,但其中具体的致病机制仍待探索。

MKRN3 基因在青春期发挥关键作用,当它失活性突变时,就会触发家族性 CPP。但迄今多在西方人群中发现,亚洲人群较少见。由 MKRN3 突变而导致 CPP 的患者,具有典型的生殖轴过早激活的临床和激素特征,包括青春期早期体征,如乳房、睾丸和阴毛的发育,加速的性腺生长,骨龄提前,以及 GnRH 升高刺激的 LH 水平上升。

DLK1 又称前脂肪细胞因子 1,它所编码的跨膜蛋白对于脂肪组织的稳态和神经发生很重要。2017 年，Dauber 等全基因组测序发现，巴西 1 个 CPP 家族的 5 名女性成员存在复杂的 *DLK1* 基因组缺陷。值得注意的是，大多数因 *DLK1* 变异而患 CPP 的女性都表现出某种程度的代谢异常，如超重/肥胖、早发型葡萄糖耐受不良/2 型糖尿病和高脂血症。

研究发现，性早熟的发病是由基因和环境共同影响所导致的，基因、饮食、生活方式、家庭教育及环境内分泌干扰物，均与儿童性早熟的发生有密切的联系。儿童生长发育对外界环境的敏感性很高，过多的暴露就可能会发生异常，引发性早熟，这使得关注青少年的身心健康成为一项十分重要的课题。

（常国营）

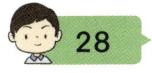

28 男孩肥胖会引起性早熟吗？

在儿童内分泌疾病中，肥胖症是第一大疾病，其次是性早熟。儿童肥胖发病率的上升和性发育时间的提前之间存在必然联系，也就是说，肥胖儿童更容易发生性早熟，这种情况在女孩、男孩中都会发生，但是在女孩中更加常见。

为什么人体肥胖会导致性早熟呢？目前研究认为这主要与以下因素有关：肥胖的孩子体内会有更多的脂肪，而脂肪细胞可以分泌一种叫瘦素的物质，这种物质可以促进性发育。体内另外有一种叫脂联素的物质，它的作用和瘦素相反，可以延缓性发育的开始。肥胖会导致脂联素明显减少，因此肥胖的孩子脂联素抑制性发育的作用大大减弱，瘦素促进性发育的作用则明显增强。脂肪细胞还可以分泌大量的炎症因子，这些炎性细胞因子同样可以促进孩子的性发育。

但是并不是所有肥胖的男孩都会出现性早熟，有些肥胖的男孩反而性发育时间会延迟。出现这种情况的原因同样与脂肪细胞分泌的因子有关,前面我们讲到瘦素可以促进性发育,但是同时瘦素可以抑制男性睾丸组织中雄性激素的产生。因此,如果瘦素抑制雄性激素的作用超过了其他因子促进性发育的作用,那么男孩的性发育时间就会延迟。另一方面,脂肪组织中还可以分泌一种叫芳香化酶的物质,它的作用是使雄激素转变为雌激素,这也是导致男孩性发育出现延迟的一个原因。在一些特殊情况下,过度肥胖的男孩不但不会性早熟,还可能存在性发育不良。比如有一种叫普拉德-威利综合征(小胖威利综合征)的疾病,它往往有以下表现:食欲亢进且无法自控、严重肥胖、智力轻度至中度落后、特殊外貌(杏仁眼、薄上唇、小嘴、小下颌等)、身材可矮小、性发育不良(阴茎短小、隐睾、青春期发育延迟等)。

家长们需要关注孩子的肥胖问题,尤其是肥胖的孩子伴有外生殖器的变化。因为肥胖的男孩可以引起性早熟,也可能存在性发育延迟或者不良,所以肥胖男孩无论是存在睾丸、阴茎增大,还是有隐睾、睾丸小、阴茎小等,都要及时到专业的儿童内分泌科就诊排除疾病因素。

为了预防肥胖,平时的生活中孩子要注意养成良好的生活习惯。饮食上,不能过多摄入甜食、高脂肪食物。吃饭时不要狼吞虎咽,吃饭过快胃肠还来不及反应产生饱腹感的时候,在不知不觉间就进食了过多的食物,孩子就会逐渐变得肥胖。平常要注意积极参加体育活动,体育运动对孩子好处多多,不但可以增强体质,提高身体对疾病的抵抗力,还有利于身高的增长,又能起到控制体重的作用。但是如果孩子的肥胖是内分泌代谢疾病导致的,那么即使生活习惯良

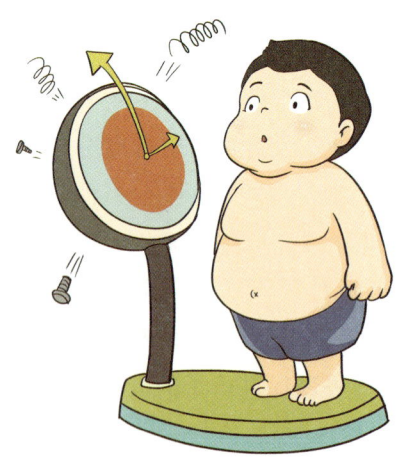

好也没有办法控制体重的增长,这种情况下,查明病因就非常重要了。

(周莎莎　刘庆旭)

29　补钙会引起骨龄增长吗?

很多人认为,多补钙可以长高。真的是这样吗?多补钙是否会使骨骺提前融合呢?男孩应该如何科学补钙?

这是很多家长的困惑,一方面希望通过补钙让孩子的个子长高,另一方面又担心补钙会使孩子骨龄增长过快,骨骺提前融合,以后长不高。其实,这个担心是多余的。孩子骨龄增长与补钙是没有关系的。

首先,我们来了解一下骨龄增长过快的原因。 骨龄增长过快是指骨龄超过实际年龄1岁以上。首先我们要知道,身高增长与骨骼发育过程密切相关。长骨是由骨骺和中间的管道样骨干连接起来的,骨骺和骨干间的发育带,称为干骺端。儿童生长期间,骨骺和干骺端中间有一层软骨,称为生长板也就是骨骺板、骨骺线(见下页图)。骨干的外部覆盖着骨皮质,内部是骨髓腔。骨骺的中心部分最先骨化,称为骨化中心。孩子整个生长发育阶段,长骨两端骨骺的骨化中心和生长板内不断进行骨化,从而使骨的长度逐渐增长,身高也就随之增长。性早熟除了会导致骨龄快速增长外,还有可能是遗传因素的影响、营养过剩或肥胖、服用含雌激素的营养品或保健品、环境污染物中的类雌激素样物质等,这些因素主要影响**生长板的软骨细胞**,都会引起骨龄超前、骨骺提前融合(即骨骺与干骺端完全融合)。而钙主要影响**骨干的骨细胞**。人体约99%的钙构成了身体骨骼的重要组成成分,保证骨骼的正常生长、发育,维持其健康。骨骼有储存钙的作用,同时还通过新骨的不断生成(成骨作用)和旧骨的不断吸收(溶骨作用),维持体内钙的动态平衡。如果骨骼长期缺钙,就会造成骨质疏松,即骨骼变得不够坚硬,容易发生骨折。由此可见,补钙并非造成骨龄增长的原因,两者无相关性。

其次,我们要明白孩子为什么要补钙。补钙并不能直接导致孩子个子长得更快,而是防治骨质疏松,保证人体骨骼的健康。在儿童期,男孩身高增长相对缓慢,日常饮食即可满足正常每日钙的需求量,主要包括牛奶、豆制品等食物。但在青春期,正是孩子身高突增明显的"黄金期",饮食内的钙含量可能不够,此时除了饮食补钙,同时需要补充钙片。另外,由于疫情孩子线上上课,室外活动少导致孩子缺乏紫外线的照射,会出现维生素 D 缺乏,影响钙的吸收,最终也会导致骨质疏松的发生,骨折的概率不断加大。这也是我们发现初中男孩容易运动性骨折的原因。所以,我们推荐青春期男孩除了每日饮食补钙外,还需要吃钙片。

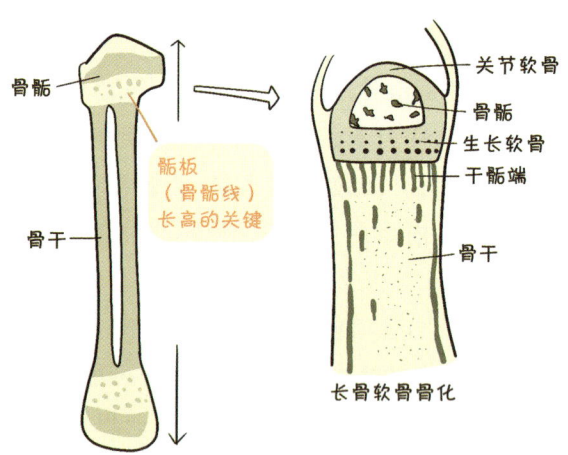

再次,如何补钙更科学?钙元素是人体最重要的成分之一,占人体的 1.5%～2%。钙可来自饮食,也可来自药物。《中国居民膳食指南》指出中国人平均每日钙摄入量仅为 400 mg,而正常人体需要每日钙摄入量应在 800 mg,哺乳期妈妈则推荐 1 000 mg。随着年龄的增长,孩子身体内的钙也会有一部分流失,而同期逐渐储备骨量,30 岁时可达到骨量的巅峰,之后逐渐开始下降。故青春期男孩补钙是骨量储备的重要措施。

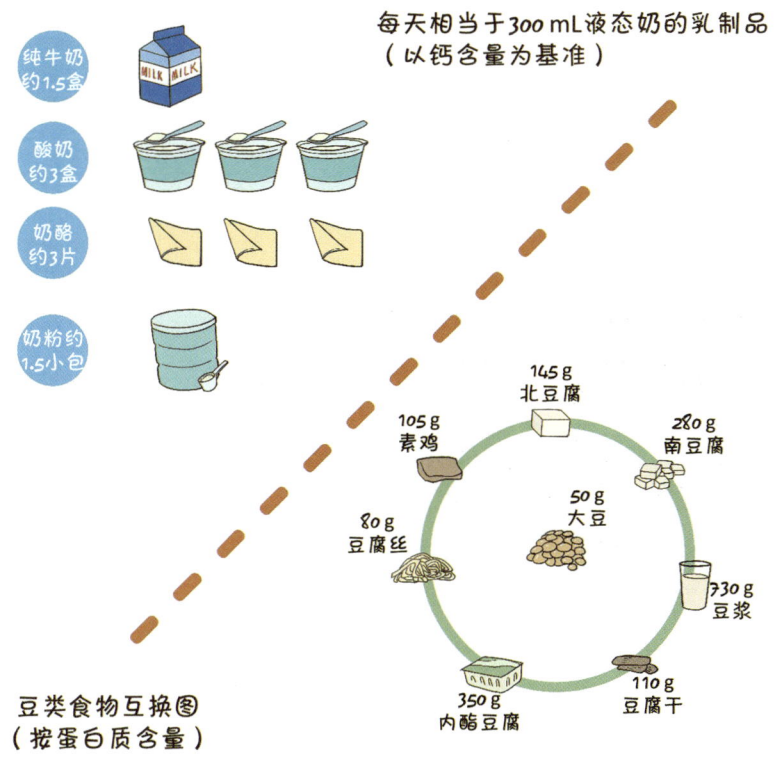

最后,我们要警惕:孩子长期严重缺钙会引起生长迟缓,骨骼形态异常(如 O 型腿、X 型腿、肋骨外翻等),或出现肌肉痉挛(俗称"抽筋")等。值得注意的是,在补钙同时要补充维生素 D,可促进钙的吸收。而过量的补钙也有很多危害,不但不会促进长高,反而会阻碍身高增长,同时可能会出现高钙血症,表现为:胃肠道不适(厌食、恶心、便秘、消化不良等），影响磷的吸收（出现低磷血症）。除此以外，长期过度补钙会增加患结石病的风险。

综上所述，补钙是不会造成骨龄增长的，适量补钙会促进长高，防止骨质疏松，而过度补钙则会阻碍身高增长。家长们要学会给青春期男孩适量补钙。

（许丽雅）

 **总是看成人影视剧，会导致性早熟吗？**

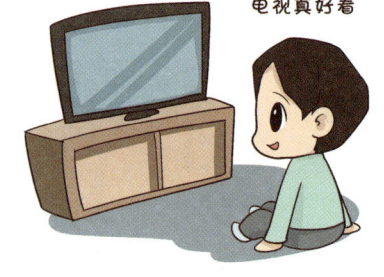

性早熟的危害我们大部分人都有所了解，今天我们来讨论一下"总是看成人影视剧和性早熟之间的关系"。电视相信大家都爱看，古装剧、都市生活剧、偶像剧等，剧里面基本上都有男女主角秀恩爱的场面，而大人在看的时候小孩子一般情况也在场，防不胜防。那你说青春期前的孩子看了会有影响吗？会导致性早熟吗？

目前大家大多认为如今的影视作品中的激情戏太多，不良的言情电视剧形成的视听刺激作用于孩子的垂体，使其性激素分泌急速，导致性早熟。这里我讲解另一个看成人影视剧导致性早熟的主要因素：光线的长时间照射。

早在2004年就有相关研究对意大利74名6～12岁的儿童进行了一项调查研究。这些孩子在1周内不看电视、不看影碟也不使用电脑之后，他们体内的松果体激素含量提高了30%。松果体激素，又名

"美乐托宁",也叫褪黑素。由于松果体激素是人脑部深处像松果般大小的"松果体"分泌的一种胺类激素,所以人们叫它"松果体激素"。

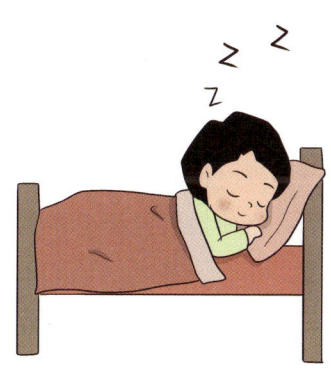

松果体激素能充分保障儿童的睡眠。7岁左右松果体激素的分泌开始退化但在整个青春期松果体激素的分泌量仍持续在一个较高水平。这就是为什么青少年瞌睡比较多的缘故。青春期末松果体激素的分泌量明显下降。至35岁松果体分泌松果体激素的水平将降到一个低水平状态。之后随着年龄的增长,体内松果体激素分泌量将缓慢下降,到达老年时期松果体激素的分泌量还不及青年时期的一半。由于老年人的松果体激素分泌较少,所以老年人的睡眠比较少。光线控制松果体激素分泌。当光线照射时通过眼睛的视神经传递到大脑的生物钟(视交叉上核)生物钟再控制松果体激素的分泌。一般是白天有光线照射松果体激素分泌就很少,人们的瞌睡也少;当黑夜降临时光线变暗松果体激素的分泌增多,人们的瞌睡开始降临。

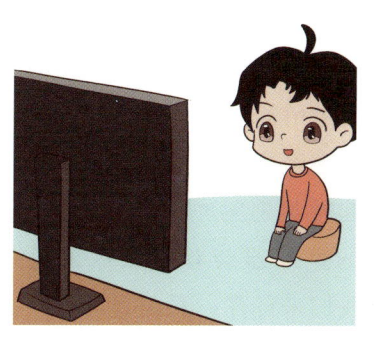

松果体激素的另一个功能是可以调节性激素。孩子长时间看电视使松果体激素分泌减少,性激素分泌旺盛。有专家指出性激素的分泌主要来源于睾丸和卵巢。在下丘脑、脑垂体的支配与调节下,男性的睾丸分泌雄性激素——睾酮;女性的卵巢分泌雌性激素——雌二醇、雌三醇和雌酮。正是这些性激素刺激男女附性器官的发育和第二性征的形成并使人产生情欲。科学研究发现松果体激素除了有控制睡眠的作用外,另一个功能就是调节性激素。在正常的生理条件下,性激素和松果体激素可以相互抑制,即当松果体激素分泌增多时性激素的分泌就会减少;当松果体激素的分泌减少时性激素的分泌就会增加。由于松果体激素的分泌受光线的控制,当少年儿童长时间看电视、电脑或影碟时他们接受光的照射时间无疑是延长了。这种光照时间的延长必将使他们的松果体激素的分泌量减少。又由于松果体激素和性激素相互调节所以他们的性激素分泌就会增多,而性激素的长期分泌过多必将导致青春期的提前到来。当专家在说长时间看电视可能导致青春期提前来临时,人们只会想到电视的内容对儿童心理刺激过早,而根本不知道光线的长时间照射才是导致儿童性早熟的主要原因。孩子晚上长时间看书也可能导致性早熟。随着生活水平和环境变化,性早熟发病率在不断增加,因此家长和社会都应该高度重视,意识到性早熟所存在的危害,提前做好预防措施,早诊断,早治疗。

(常国营)

 男孩经常触摸自己的生殖器会引起性早熟吗?

由于对性器官的好奇及性教育方面的缺乏,有的男孩会经常触摸自己的生殖器,很多家长就会很担心。男孩经常触摸自己的生殖器会引起性早熟吗?孩子经常触摸自己的生殖器会有什么危害呢?今天我们来科普一下。

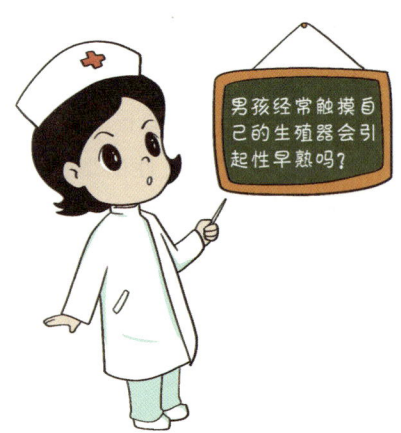

男孩经常触摸自己的生殖器会导致性早熟吗?因为对身体的好奇,很多小孩在婴儿时期就会有触摸生殖器的行为。随着年龄的

增大，这种情况的发生率会有上升的趋势。经常性地触摸外生殖器一般不会引起小孩性早熟。性早熟是一种内分泌疾病。影响男童性早熟的因素有器质性病变、特发性遗传、饮食上摄入性激素、环境因素等。虽然经常性地触摸外生殖器一般不会引起男童的性早熟，但是对孩子的伤害还是很大的。

（1）影响孩子的心理健康，孩子会出现社交障碍。有的孩子经常性地触摸外生殖器会导致这些孩子过分依赖进而影响到小朋友的社交行为，从而导致小孩社交能力薄弱，不喜欢与其他小朋友交流玩耍，孩子会出现自卑、胆小等心理问题。当然，严重的会导致社交障碍出现自闭的情况。

（2）儿童对于生理卫生方面的知识比较薄弱。经常性地触摸生殖器不注意卫生，会导致女孩出现阴道炎等妇科类的疾病，男孩可能感染前列腺炎、反复的尿道炎，甚至尿路感染。

（3）孩子触摸生殖器时会使大脑长期处于兴奋的状态。大脑得不到充分的休息就会影响到孩子的学习。所以，有经常性触摸外生殖器的孩子会出现记忆力减退、注意力不集中的现象，学习成绩也会明显下降，甚至出现前面提到的心理问题。

（4）孩子经常触摸生殖器是一种不良的习惯。在家里会受到父母的严厉指责，会遭受同龄人的取笑。而孩子的自制力相对比较差，很难靠自控力来阻止自己的行为，所以有这种不良习惯的孩子，长期处于自责、自卑又不能自控的情绪当中，严重影响到孩子的身心健康的发展。

从以上几点，我们可以看到，儿童经常性触摸生殖器对孩子的伤害非常大。如果发现孩子有经常性触摸外生殖器的习惯时，家长一定要及时纠正和制止。但是家长需要注意方式和方法，对于婴幼儿,如果发现有触摸生殖器官的行为,就不要给孩子穿开裆裤,同时可以用转移注意力的方法,把孩子引到其他的事情上去。对于大一点的孩子可以给孩子讲道理,不要用打骂的方式来强行制止。一贯的打骂会使得孩子产生逆反心理,可能会使孩子这种情况更加严重。同时让孩子学会不同的情绪宣泄方法。家长要知道一种习惯的改变不是一朝一夕就能完成的,所以家长要有足够的耐心去面对孩子这种情况。

(常国营)

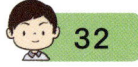

32 男孩青春期常见的饮食误区有哪些?

青春期是男孩性腺器官发育的重要时期,也是生长发育的第二个高峰,这个时期孩子的身高增长速度约为前一时期的2倍。整个青春期,合成代谢＞分解代谢,故所需的营养总量比成人及儿童期都要高,尤其是三大营养物质(蛋白质、脂肪和碳水化合物)。为了抓紧这一身高突增的"黄金期",加强营养是必不可少的。正所谓"物极必反",不管哪一种食物过量了,都会造成一定的危害。

下面我们一起来看一下,对于男孩青春期这一特殊时期,当今社会存在着哪些饮食误区呢?

(1)青春期是男孩长高最显著的时期,加强营养的摄入是重中之重,所以饮食可以完全不用限制,想吃就吃,多多益善,这个说法是否正确呢?

答案当然是错误的。家长生怕吃少了会影响孩子正常的生长发育,殊不知,凡事都应"适可而止"。超过一定的人体正常营养需求量,饮食不节制,遇到喜欢的食物就暴饮暴食,一旦孩子平时缺乏锻炼,很快就会面临肥胖的问题。到那时家长会发现孩子个子没明显"蹿个儿",反而"横着"长,最终不利于长远的健康。三大营养物质是生长发育的基础——碳水化合物、蛋白质和脂肪。重要的是,我们必须要营养均衡,适可而止,平日注意避免摄入过多的碳水化合物和脂肪。

(2)既然米饭和肉吃多了容易长胖,孩子又不喜欢蔬菜,水果是天然未加工食品,那就多吃点水果吧?这个做法正确吗?

错。水果的好处大家都很清楚,不可否认水果有很多好处,食用方便,营养丰富。它能补充水溶性维生素、纤维素、微量元素、无机盐及抗氧化剂。其实水果吃多同样会发胖:水果中含有很多的果糖,这些糖类(碳水化合物)可分解为葡萄糖,葡萄糖通过糖异生,也可代谢为脂肪,也会出现肥胖的问题。除此以外,过多食用水果,还会出现其他健康问题,包括蛀牙、胃痛、营养不良等。所以水果的摄入量也是需要限量,尤其含糖量高的水果,如香蕉、荔枝、芒果、西瓜等,故水果每日的摄入量也需要限制,提倡每日水果的量大概为200 g,相当于一个拳头大小。

(3)牛奶可以补钙,把牛奶当水喝,就可以个子长得更高。这个观点正确吗?

错。牛奶本身是营养又健康的食物,富含矿物质,钙磷比例适当,而且牛奶蛋白包含了所有的必需氨基酸;然而,长期大量喝牛奶,一天1 L,甚至把牛奶当水喝,将会有害无益:对消化不好;肾脏负担加重;最重要的是,大量牛奶摄入会导致钙质摄入过量,从而干扰人体对其他微量元素的正常吸收,甚至会出现其他脏器的钙沉积,不利于身高的增长。

那么,男孩正常的青春期饮食应该如何呢?

青春期的男孩饮食必须营养均衡,并非多多益善,需适可而止,否则营养过剩,也是不利于正常的生长发育的。同时,千万不可挑食。一旦长期偏食,体内营养肯定不全,而长期的营养不全则会直接影响大脑发育和身体健康。

(许丽雅)

33 男童性早熟有哪些治疗方法？

男童性早熟的发病原因很多，根据不同的发病原因，治疗方法不同。这就要求我们简单了解下不同类型的男童性早熟发病机制及关键部位。

男童性早熟根据发病原因，主要分为中枢性性早熟、外周性性早熟及部分性性早熟。

中枢性性早熟是指下丘脑-垂体-性腺轴启动，整个性腺及激素活动是自上而下的，发病的关键部位在下丘脑。这类性早熟发病时主要以消除下丘脑性激素活动或阻断下丘脑分泌的激素向下传播为主。中枢性性早熟又包括特发性性早熟、中枢神经系统器质性病变及外周性性早熟演变而来的性早熟。

特发性性早熟是下丘脑-垂体-性腺轴过早启动，病因至今不明，治疗这类疾病主要是促性腺激素释放激素类似物（GnRHa），其作用机制是和促性腺激素（LH）竞争垂体上的 GnRH 受体，使得其不再发挥作用，相当于阻断了下丘脑-垂体-性腺轴活动。简单来说，如果把激素比作钥匙，受体比作锁，下丘脑分泌的"GnRH 钥匙"本来应该和垂体上的"GnRH 受体锁"结合，打开这一通路后继续下丘脑-垂体-性腺轴活动。但是外源性给予了"GnRHa 钥匙"，这个钥匙和"GnRH 受体锁"亲和力更强，比"GnRH 钥匙"更容易和"GnRH 受体锁"结合，从而阻止了真正发挥作用的"GnRH 钥匙"的活动，打不开"GnRH 受体锁"，下丘脑-垂体-性腺轴活动也就无法继续。GnRHa 每 28 天左右打一次，正好是一个性腺活动周期。

中枢神经系统器质性病变分为先天性和后天性两类。①先天性病变：如蛛网膜下腔囊肿、脑积水、下丘脑错构瘤、鞍上囊肿等。②后天性获得性病变：包括中枢感染性病变后、脑或脑膜脑炎、脑脓肿等；源于炎症本身影响或继发病变所致，如脑积水等。下丘脑、垂体肿瘤,分泌 LH 的腺瘤、星形细胞瘤、胶质瘤等。颅脑外伤、手术、化疗或放疗后。暂时可逆性病变,包括占位性或其他原因引起颅内压升高性病损,如酮症酸中毒或其他病因所致脑水肿。脑水肿缓解后发生性早熟。这些病变引起性早熟的原因为下丘脑、垂体的占位、挤压或侵犯到分泌性激素相关的细胞或组织。这类疾病的治疗主要是消除对下丘脑、垂体的占位、挤压或侵犯,如手术切除肿瘤、缓解脑积水或脑水肿对下丘脑及垂体的压迫、治疗脑炎以解除对下丘脑及垂体的侵犯等。但这类疾病的治疗并非可逆。简单的肿瘤切除、缓解压迫后可使得中枢神经系统分泌性激素减少,彻底解决性早熟的问题。但对下丘脑及垂体神经元的破坏及侵犯,通过治疗也很难根除性早熟情况,可能仍需 GnRHa 治疗。

外周性性早熟的症结不在中枢神经系统,即下丘脑-垂体-性腺轴上游器官正常,但因为某种原因,使得雄激素分泌过多。这类疾病大多先阴茎增长,睾丸未长大,如先天性肾上腺皮质增生症、McCune-Albright 综合征等。这类疾病主要是性激素受体抑制剂或芳香化酶抑制剂等治疗,即"性激素(雄激素或雌激素)"钥匙未能和"性激素受体"锁结合,无法发挥作用;或雄激素转换为雌激素所需的酶受抑制,无法转换为雌激素,从而对骨龄的刺激作用减轻。需要特别指出的是,长期的外周性性早熟,在性激素长期刺激作用下,可刺激下丘脑-垂体-性腺轴启动,也可演变为中枢性性早熟,这时又需要 GnRHa 治疗。

部分性性早熟,可能仅表现为阴毛生长等,相关性激素多正常,亦不会使骨龄增大,对患儿影响不大。因此,可以暂不治疗,但需要定期随访。

总体来说,男童性早熟的治疗方法不尽相同,根据性早熟的原因及发病部位因病而异,总的思路就是解除发病原因或阻断通路。因此,男童性早熟诊断及分型分外重要。

(李　妍　王　斐)

34　为何女孩性早熟可以吃中药,男童不用吃中药?

芊芊,7 岁 8 个月女孩,活泼可爱,聪明伶俐,从小妈妈就注重文艺才能的培养,幼儿园大班起就帮芊芊报名学习国标舞。这天,芊芊穿上舞蹈服后,妈妈就觉得她的胸部有点突出,平时穿厚衣服也不觉得,穿上舞蹈服后就发现特别明显。妈妈平时也对女孩发育问题特别注重,经常看这方面的科普文章,心里想:"我们家女儿这么小就发育了?"于是,妈妈带着芊芊来到儿童内分泌专科门诊,医生详细询问了病史,进行体格检查后建议完善性激素、骨龄、乳房和妇科 B 超,结果显示除了乳房 B 超提示两侧乳房分别有 2 cm 大小的乳腺组织外,其余均正常。最后,医生给芊芊开了抗早熟中药合剂口服治疗。

辰辰,8 岁 9 个月男孩,平时喜欢体育运动,从上小学起一直在校篮球队培训,是班上男生中个子最高的。这天,妈妈发现辰辰的"小鸡鸡"长大不少,心里想:"我家儿子个子长得快,不会发育了吧? 我得带他去查查。"待到儿童内分泌专家门诊的预约时间,一进诊室,妈妈就焦急地向医生表明来意:"请您帮他看看是不是发育了?"专家详

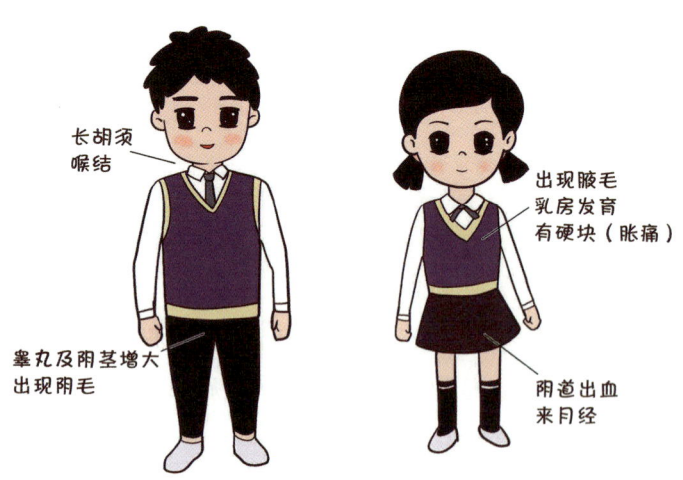

细地检查了辰辰的阴茎和睾丸大小,回答道:"是发育了"。妈妈紧接着又问:"我听说女孩性早熟可以吃中药,那我家男孩发育这么早,是不是也可以口服点中药?"医生耐心地解释道:"男孩性早熟不像女孩,不用吃药,需要进一步完善相关检查,明确病因。"

性早熟是指女童在 8 岁前、男童在 9 岁前呈现第二性征发育的异常性疾病。中医学古代文献无"性早熟"病名,临床表现以乳房发育为主者,归为"乳疬",月经提前来潮者,归于"月经先期"。关于人体的生殖发育问题,早在《内经》就有论述。《素问·上古天真论篇》有"女子七岁肾气盛,齿更发长,二七天癸至,任脉通,太冲脉盛,月事以时下,故有子。"古人对女性生殖发育过程做了细致描述,指出女性应在 14 岁左右发育成熟,以月经来潮为标志。

小儿系"稚阴稚阳"之体,病理上容易发生阴阳平衡的失调。女孩性早熟属于"肾"对生长发育及生殖功能调节障碍的一种表现,它的病理机制是因其"肾"的阴阳不平衡,出现肾阴虚而相火旺所致,引起其生长加速、性征甚至月经提前出现。中医学中所谓的"肾"不是指现代医学的肾脏,而是指机体的神经内分泌调节系统,包括下丘脑-垂体-性腺轴、下丘脑-垂体-肾上腺皮质轴、下丘脑-垂体-甲状腺轴等。

近年来儿科工作者在应用中医药治疗性早熟方面进行了积极的探索,制定出滋肾阴泻相火的治疗原则。滋阴泻火中药能使女童下丘脑-垂体-卵巢轴功能亢进的程度显著好转,子宫卵巢明显回缩,第二性征显著消退;同时可明显抑制其成骨细胞过度亢进的功能活动,减慢骨骼生长,延缓骨骼成熟,从而可防止骨骺过早融合并改善最终身高。

临床上,男性性早熟发病率较女性相对偏低,且 25%~90% 的男性性早熟具有器质性原因,尤其以中枢神经系统器质性病变、肾上腺或睾丸肿瘤较多。因此,对男性性早熟患儿需要做相应影像学检查如头颅 MRI 或 CT 检查,睾丸、肾上腺 B 超,必要时做 MRI 或 CT 检查,而不是考虑直接给予中药治疗。

(蒋明玉　龚　艳)

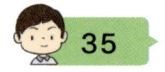 **35 男童性早熟什么情况下需要 GnRHa 药物干预治疗？**

随着社会的进步，性早熟儿童的发病率也越来越增加，女孩更为常见，女孩为男孩的 5～10 倍。虽然男孩发生性早熟的概率没有女孩多，但是男孩一旦出现性早熟的情况，往往较女孩来说更严重，更需要干预治疗。有以下的原因：①由于男孩性早熟最先表现的是睾丸的增大，但是这个体征往往经常被忽略，等出现了生长加速、阴毛、腋毛、胡须、痤疮甚至变声后再来就诊，往往就错过了发育的初始阶段，最终因为骨骼成熟较快，骨龄超过实际年龄提前融合而影响患儿的终身高。②女孩性早熟大多都是特发性的，也就是并没有具体疾病导致的，受环境、饮食、遗传等综合多因素的影响。而男孩性早熟虽然发病率相对较低，但 25%～90% 的患儿具有器质性原因，也就是由于疾病导致的性早熟，因此一旦男孩出现性早熟就更要进行病因学的诊断，排除中枢系统疾病（肿瘤、感染、先天结构异常等）、先天性肾上腺皮质增生症、McCune-Albright 综合征、家族性男性性早熟、原发性甲状腺功能减退症等。有些家长觉得不确定孩子有没有发育，很担心早发育而没有发现，那可以定期每年或者每半年至儿童内分泌科门诊就诊，评估性发育情况。

男童就诊评估后，如果查体确认已经出现了性早熟的体征，那首先应该排查上面提到的一些疾病引起的性早熟；同步也该进行性早熟发育程度的评估。通过身高、性征、性激素、骨龄等的初步检查可以了解孩子的发育程度和年龄的匹配度，以及了解早发育有没有影响到孩子的身高情况。如果不能通过基础的评估来确定孩子是中枢性还是外周性的性早熟，可以进一步进行 GnRH 激发试验。GnRH 激发试验是诊断中枢性性早熟的金标准，也是鉴别中枢性和外周性性早熟的重要依据。

对于特发性中枢性性早熟和继发于上述疾病在进行病因对症治疗后仍然存在中枢性性早熟的男童,我们就该评估是否要对性发育进行抑制。如果需要抑制,目前国内外普遍采用 GnRHa 治疗中枢性性早熟,并取得较好临床效果。但是并非所有中枢性性早熟儿童均需要 GnRHa 治疗。我们治疗的目的是通过抑制性发育进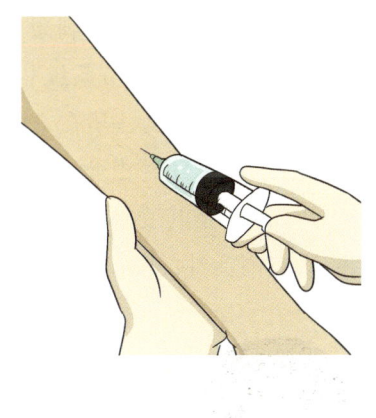程来延缓骨骼过快成熟,从而改善最终身高,避免心理行为问题。因此,我们重点评估的是根据孩子的年龄、身高和骨龄情况,预测终身高是否受损或者是否和父母的遗传身高匹配等。当出现以下三种情况时,可能存在成年身高受损,建议 GnRHa 干预:①预测终身高小于第 3 百分位(即<160 cm);②预测终身高明显小于父母的遗传身高;③快进展型青春期,在性早熟界定年龄后开始出现性发育,但性发育进程及骨骼成熟迅速,可能会影响最终身高。上述三种情况可考虑 GnRHa 治疗,甚至为了进一步改善身高而联合生长激素使用。而对于骨龄虽然提前,但生长速率亦高于正常,预测成年身高无明显受损的中枢性性早熟患儿或慢进展型中枢性性早熟儿童(骨骼并未过快成熟),则不需立即治疗,应定期复查身高和骨龄变化,随时评估治疗的必要性。

(龚 艳 蒋明玉)

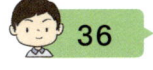 **36** **GnRHa 是什么药物?**

GnRHa 全称是促性腺激素释放激素(GnRH)类似物,GnRH 是下

丘脑分泌的 10 肽激素，刺激或抑制垂体促性腺激素的分泌，是神经、免疫、内分泌三大调节系统相互联系的重要信号分子，对发育和生殖调控具有重要意义。早在 1971 年，Shally 和 Guillenmin 率先从猪下丘脑分离出 GnRH 并由此获得诺贝尔奖，至今已有 50 多年的历史。目前对 GnRH 及其受体的结构、分布、生物学功能的研究已经非常成熟，具有高活性的 GnRHa 也已经在临床广泛应用。

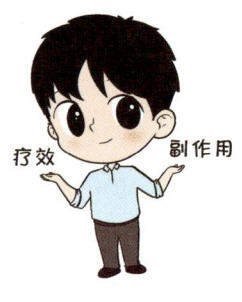

在过去 30 多年，许多天然 GnRH 的结构类似物被合成，包括 GnRH 激动剂（GnRHa）和 GnRH 拮抗剂（GnRHA）。通过改变 GnRH 第 6 位和第 10 位氨基酸得到 GnRHa，其生物效应较天然 GnRH 提高 50～100 倍呢，在临床上还是非常有应用价值的。我们来看看 GnRHa 药物的作用原理：正常情况下，人体下丘脑分泌的 GnRH 可刺激垂体前叶细胞分泌 FSH 和 LH，进而刺激相关性腺分泌性激素，构成下丘脑-垂体-性腺调节系统。当外源性 GnRHa 占据了垂体的 GnRH 受体后，垂体就不再对正常 GnRH 起反应，下丘脑-垂体-性腺轴被抑制，性激素分泌减少。因此，GnRHa 在治疗性激素相关疾病，如子宫内膜异位症、子宫肌瘤、女性不孕症及儿童中枢性性早熟中，都可起到了重要作用。

在儿童生长发育过程中，性早熟的危害已经越来越受到家长的重视，目前在上海地区儿童性早熟的发病率高达 1/100。由于性发育过早，女孩会早初潮；由于骨骼成熟较快，骨龄大于实际年龄，影响孩子成年后的身高；第二性征发育过早，也可能会带来相应的心理问题等。而 GnRHa 药物是治疗中枢性性早熟的标准用药，GnRHa 药物进入体内后，与垂体"对接员"关系比 GnRH 更亲密，率先与垂体"对接员"全部接触，将所有"对接员"占满，使其无法与 GnRH 接触，而 GnRHa 药物不会向"对接员"传递发育信息，从而使得后面的程序全部中断，抑制性腺发育，达到治疗效果。该药物治疗性早熟的主要目的是以改善成年身高为核心,同时防止性早熟和早初潮带来的心理问题,已经取得了较好的临床效果。另外,用 GnRHa 药物治疗中枢性性早熟,以改善成年身高为目的,需要治疗 2 年及以上,停药后,性腺轴功能迅速恢复,女孩促性腺激素及雌激素水平升高,子宫、卵巢恢复发育,不影响成年后卵巢和生殖功能。GnRHa 治疗后的性早熟患者的成年后怀孕率与未治疗患者无明显差别,且怀孕后的生育情况正常,对男孩的生殖功能亦无影响。当然,对于性早熟的治疗需要严格把握指征,并不是所有的性早熟都需要药物的干预,需要具体情况具体分析。如果孩子有性早熟的迹象,需尽早带孩子去医院就诊。

(常国营)

37 GnRHa 治疗过程中的注意事项有哪些?

在使用 GnRHa 药物治疗性早熟过程中,家长朋友们需要知道下面一些注意事项,配合医生才能更好地帮助孩子健康成长。GnRHa 治疗性早熟,一般都是固定剂量 3.75 mg,每 28 天打针一次。如果剂量不足,反而可能会刺激性腺激素的释放,达不到治疗效果。有的孩子第一次注射 GnRHa 后可能会出现阴道出血,这与该药物治疗性早熟的作用机制有关,是药物本身导致的,不用担心。但如果患儿在治疗后期出现阴道出血可能与 HPG 功能抑制不良有关,但同时应重新评估诊断是否正确,注意排除其他疾病。当然,对于中枢性性早熟的孩子来说,治疗首先应明确治疗范围,并非所有的中枢性性早熟患儿都需要 GnRHa 治疗。

以改善成年身高为目的孩子,一般要持续治疗 2 年及以上,一般情况下女孩的骨龄 12 岁、男孩的骨龄 13 岁时可以停止治疗,这时延长 GnRHa 治疗时间对继续改善成年身高的效果不大。所以，家长朋友们在平常就要多关注孩子们的生长发育情况，有异样时一定要尽早检查，尽早治疗，不要错过最佳治疗时间哦。一般 2 年的治疗时间是基本的治疗周期，具体治疗时间还需要评估停针后孩子性发育的时间是否还会提前。比如女孩 6 岁开始打针，2 年后是 8 岁，如果停止打针，性发育会开始，半年左右可能会来月经，这种情况下需要延长治疗时间，继续打针到合适的停药时机停止治疗。确定正确的停药时机，医生会综合考虑患儿与同龄人同期发育的需求、近期生长速度、骨龄及成年身高预测值等多方面因素，每个孩子情况不一样，治疗疗程也不一样。

所以在 GnRHa 治疗期间，家长一定要严格配合医生，带孩子每 28 天打一次针，不漏打，持续治疗，不能中断。如果孩子错过了最佳治疗时机，一定会影响治疗效果，最终影响成年后的身高。在治疗过程中，需要带孩子每 3~6 个月进行一次临床评估，以便确认孩子身体发育情况与同年龄、同性别孩子间的差异。随着治疗，家长也要关注孩子的身高增长是否减慢了，第二性征是消退还是快速进展了，是否有出现治疗相关的副作用，比如短期治疗偶尔出现的皮疹、潮红、头痛、局部反应等。家长能及时发现病情的最新变化，及时与医生交流，是非常重要的。另外，还要注意孩子的饮食，均衡饮食，不吃太补的食物，比如人参、燕窝等。一定让孩子保证充足的睡眠，早点睡觉。最好是加强运动，每天 30 分钟以上，可以跑步、跳绳和爬楼梯等，控制孩子的体重和 BMI 在正常范围，不要超重和肥胖，因为肥胖也是性早熟的诱因之一。治疗结束后应每 3~6 个月去医院复查身高、体重、第二性征及性腺轴功能恢复状况。

（常国营）

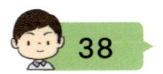

38 延迟或遗漏 1~2 个月注射 GnRHa 会有什么影响吗？

中枢性性早熟（CPP）的治疗目的是抑制性发育进程，延缓骨骼过快成熟和改善最终成年身高，避免心理行为问题。GnRHa 治疗指征包括：①CPP（快进展型），性早熟患儿骨骼成熟和第二性征发育加速显著（超过线性生长加快程度）；②预测成年身高受损者，预测成年身高＜第 3 百分位数或＜遗传靶身高，骨龄身高＜身高的 2 个标准差；③快进展型青春期，在性早熟界定年龄后开始出现性发育，但性发育进程及骨骼成熟迅速，可影响最终成年身高；④出现与性早熟直接相关的心理行为问题。

在 GnRHa 治疗期间，医生会特别强调定期随访，因为需要定期监测病情，家长应每 3 个月带孩子去医院监测性发育情况、生长速率、身高标准差积分、激素水平等；每半年监测 1 次骨龄。治疗期间可通过监测随机或激发的性激素和促性腺激素水平来评估性腺轴的抑制情况，判断孩子使用 GnRHa 治疗的有效性。坚持定期随访的孩子，治疗效果往往更让医生和家长双方都满意。

但是遇到特殊情况，比如长期居家不能外出，那么延迟或遗漏 1~2 个月注射 GnRHa，很可能下丘脑-垂体-性腺轴已经不再受到抑制，前面注射的药物已经不再起作用了，当再次注射时可能会导致多重的"点火效应"，就像第一次注射出现的阴道出血现象一样，刺激性激素释放，导致第二性征的再次出现，包括出现月经、乳房发育等。这时家长要冷静下来，首先应该带孩子去医院门诊做个全面的复查，主要包括第二性征发育状况，以及这 2 个月的生长速率、身高、激素水平、骨龄等。关于第二性征发育状况，医生会看孩子乳房发育的进展情况，是不是进展加速了，男孩睾丸容积增大的情况；通过 B 超检查，判断孩子卵巢和子宫等性腺的发育情况。根据家长做好的身高记录,评估孩子这 2 个月的生长速率是减慢还是加快,以及身高是否在正常范围。通过抽血化验得到黄体生成素、卵泡刺激素、雌二醇、睾酮等激素水平的基础值进行评估,必要时还可以通过 GnRH 激发试验再次评估相关激素水平。通过拍摄左手正位 X 线片获得骨龄,评估这 2 个月没有打针的情况下骨龄进展情况。当检查结果出来后,家长要及时去给医生看结果,医生会综合以上检查重新评估孩子的现状,给出最佳的后续治疗和调整方案。医生会和家长一起帮助孩子在接下来的治疗过程中顺利取得最好的治疗效果。

(常国营)

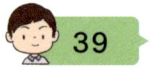

39　男童骨龄 16 岁,明显超前,还能打性抑制针治疗吗?

临床上很多性早熟的孩子都会打性抑制针,因为家长一方面担心孩子年纪太小,担心出现心理和生理上的问题;另一方面主要担心性早熟后骨骺融合、不再长身高的问题。受性激素的影响,长骨骨骺会加速融合,骨骺融合后,身高就不再增加了。但应对性早熟,不仅仅是在应对身高问题。

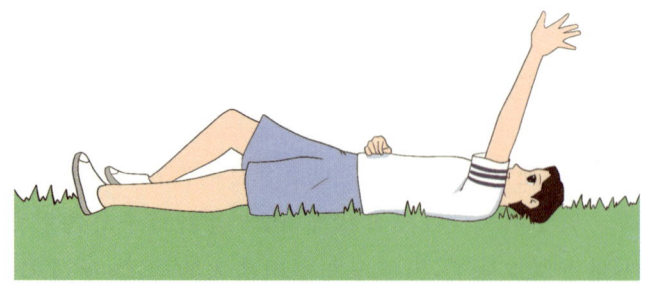

性抑制针，即促性腺激素释放激素类似物（GnRHa），是一种人工合成的多肽类药物。作为国际上治疗中枢性性早熟（CPP）的主要药物，性抑制针通过抑制下丘脑-垂体-性腺轴的活动和性激素分泌，减缓CPP患儿骨龄的进展，改善成年身高。通俗来讲，性抑制针的作用就是抑制骨龄的过快成熟。骨龄对儿童的生长发育至关重要。骨龄的情况直接决定了孩子成年身高的情况，骨骺融合的话，那么身高线性生长停止，所以性抑制针在生长发育领域内的应用主要是为了抑制性腺轴，抑制骨龄过快增长，为孩子的身高增长争取更多的时间。

在门诊，我们会碰到很多家长带青春期发育的男孩过来就诊，看身高的潜力情况。因为很多家长对男孩的发育征象较为模糊，很多来就诊时孩子的发育已经很成熟，骨龄已经接近16岁。家长和孩子都很焦虑。家长会问，对于男童骨龄16岁，还能打性抑制针治疗吗？抑制骨龄进展是不是还能再长高一点。专业医生给出建议：根据国内外最新GnRHa应用指南，男童骨龄到了16岁就不用打性抑制针了，起不到效果。下面是国内和国际上GnRHa应用指南。

2015年国内指南

（1）GnRHa治疗方案缺乏相应固定的停药指标，宜个体化，停药应考虑到身高的满意度、依从性、生活质量，以及性发育与同龄人同期发育的需求。

（2）以改善成年身高为目的的GnRHa治疗一般应持续2年以上。

（3）女孩的骨龄超过12岁，男孩超过13岁，进一步的GnRHa治疗不会导致成年身高的进一步增加。

2019年国际GnRHa应用共识

（1）尚无终止治疗的最佳年龄，需要根据孩子的情况制定个体化的治疗方案。

（2）当孩子的青春期与同龄孩子的青春期同时发展时，停止治疗是合理的。

（3）骨龄超过12.5岁的女孩和超过14岁的男孩的治疗身高获益很小。

（4）停止GnRHa治疗的时间取决于患者对恢复青春期的准备情况、生长速度和预测身高的变化，而不仅仅是骨龄。

总结：并非所有性早熟儿童都需要打性抑制针，需不需要打性抑制针还得听专业医生的建议。所以，这里告诫各位家长，男孩的生长发育情况一定要定期评估，不要等到骨骺接近融合了，后悔莫及。当然，所有的药物治疗都有严格的适应证，需要听专业医生的建议。

（常国营）

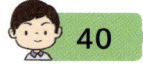

40 为何说男孩长胡须或出现变声后就医有点迟了？

那我们首先了解男孩青春期的发育特征顺序：

（1）10岁前，男孩基本为身高、体重的增长，其他各方面与同龄女孩相差不大，**此阶段睾丸未发育成熟。**

（2）11岁，**进入青春期。睾丸的长度和宽度有所变化**，长度增长至3 cm左右，宽度增长2 cm左右。由于间质细胞开始分泌雄性激素，所以身高突增，阴茎也增长。

（3）12岁，身体全面发育。**喉结开始增大，前列腺开始活动**，身体发育迅猛但不协调，会出现骨骼生长、身高增长、纵向发育快，但是肌肉生长慢、体重增加慢。此阶段要注意饮食。

（4）13岁，阴茎、睾丸持续增长，在根部可见少量颜色浅淡的茸毛，身高已经开始超过同龄女孩。

（5）14岁，**进入变声期，声音变粗。**

（6）15岁，声音持续变化，变得低沉，腋下长出淡黄色腋毛，口唇周围长出淡淡的胡须,睾丸基本发育成熟,阴茎增长至阴茎头突出,可出现遗精现象。此阶段男孩身高、体重、肺活量、耐力、心输出量等多方面已远远超过同龄女孩。

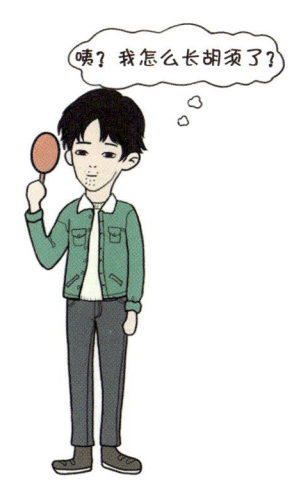

(7) 16岁以后,阴茎、睾丸已与成人相同,身高和体重发育逐渐平衡。

(8) 19～22岁,骨骼融合,生长渐停。

小男孩长胡须,首先需要明确孩子的年龄,如果到了该长胡须的年龄,属于正常,不需要特殊处理。一般来说,男孩长胡须的年龄应该是在青春期以后,在12～14岁,如果在不该长胡须的年龄却长胡须,要引起重视。男孩的青春期发育会有先后顺序,**首先出现的改变是睾丸体积的增大,然后是阴茎的增长、增粗,再接下来就是长体毛、小阴毛及胡须**。但如果这个顺序被打乱,也就是说睾丸并没有发育,首先出现了长胡须,就要怀疑患者的激素水平本身是否存在问题。睾丸没发育但是胡须先生长,往往提示雄激素水平过高,应该要重点对睾丸及肾上腺做相应的检查,查到原因以后再给予相应的治疗。当然还有一些中枢性的疾病比如生殖细胞瘤,也可以出现孩子的性早熟,出现先长胡须的情况。

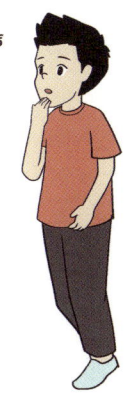

男孩变声

男孩的变声期一般是指男孩从童音变成成人声音的生理变化,叫生理性变声。一般生理性变声经历的时间称为变声期,变声期大约短到3个月,长的可以到2年,一般孩子变声的时间从12～14岁开始。多数男孩青春期发育是从10～13岁开始的,随着青春期发育男孩可以逐渐出现变声的情况,有的孩子青春期发育早,他的变声期可能会早,有的男孩青春期发育晚,他的变声期也可能晚,多数男孩的变声期在12～13岁出现。男孩变声期可以出现声音的低沉、声音低调,声音会比原来的声音低8度左右,另外有些男孩变声期会出现声音嘶哑、咽干、咽部不适的症状。

男孩第二性征发育最早的是睾丸增大,标志着青春期的开始,然后出现阴茎、阴囊发育,阴毛、腋毛、胡须生长,喉结及变声。为何说男孩长胡须或出现变声就医有点迟了?因为男孩出现长胡须和变声意味着男孩已经进入青春期中后期了,这个阶段孩子的骨骺快要融合了,生长速率下降了很多,孩子身体基本和成人身体差不多了,这个时候再来找医生评估的话,如果孩子长得矮,就错过了最佳治疗的窗口期,而孩子生长潜能基本耗尽,很难改善最终成年身高了。

(常国营)

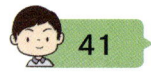

41 为何医生说不用打针,观察随访也是一种治疗方案?

医生对患者进行定期的问诊,无论是电话还是当面问诊都属于随访。随访是医生的一个重要工作,无论哪一个科的医生,都必须要通过随访来进一步了解患者在治疗过程中疾病的发展情况,是把握药物对疾病治疗作用及副反应的重要举措。对于一些内分泌疾病来说,不用打针,观察随访也是一种治疗方案。

具体来讲几个观察随访也是一种治疗方案的例子:

进一步判断病情的需要

对于有内分泌遗传代谢疾病的孩子来说,无论是矮小症、生长激素缺乏症、性早熟,还是其他内分泌疾病,第一次来门诊都会做初步筛查,简述病史、评估身高体重、查体、拍摄骨龄、检测性激素水平、检查甲状腺功能等。内分泌疾病的孩子都是需要综合评估的,对于很多情况并不算严重,或者既往病史不全的孩子,医生都不会立马下结论,而是会选择观察随访一段时间再去评估,等下次门诊来再进一步诊断疾病,严重的话会进行药物干预,不是特别严重的话一般观察随访生长速率、体格发育情况、各激素水平、骨龄进展等情况。

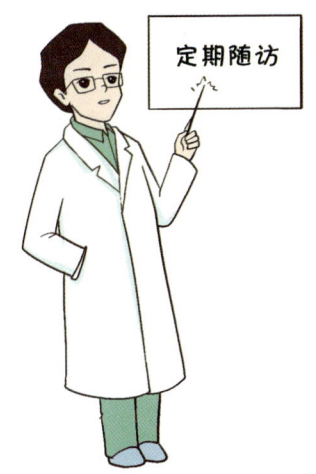

对于体质性生长与青春期延迟的孩子,观察随访也是一种治疗方案

体质性生长与青春期延迟(又称体质性青春期延迟)的孩子通常只需要观察随访,可以将其看成是正常青春期发育的变异类型。此类孩子出现青春期发育时间晚于普通人群,大部分延迟2~3年,极少数可延迟到20~21岁才出现青春期发育。尽管如此,这些患者最终都可以完成正常的性发育。

早发育但身高不受影响的孩子通常只需要观察随访

很多早发育的孩子虽然第二性征提前,但是最终成年身高并不会受影响,生长速率和骨龄进展匹配,这部分孩子也可以接受第二性征带来的生理问题及心理问题。这些孩子通常情况下只需要观察随访,定时评估生长发育即可,医生会告诉家长,需要看后续骨龄和身高,看哪个发展快。随访过程中孩子的身高和发育正常是不需要打针干预的。

矮小情况不是很严重的孩子只需要观察随访

临床上大部分都是身高矮得不是特别严重的孩子,没有达到必须干预治疗的用药指征,这部分孩子一般是观察随访。我们知道儿童的生长发育是一个连续漫长的过程,谁也不能保证接下来孩子的生长轨迹是否会正常进行。而且我们也知道影响孩子生长发育的因素很多,好好利用外界因素也可以一定程度上改善身高。所以,各位家长不要焦虑,我们需要根据具体情况具体分析,如果孩子的医生建议密切随访,一定要按时随访就诊,如果出现异常的苗头,及时明确,尽早干预。

(常国营)

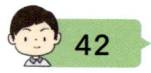

42 是否所有男童真性性早熟都要联用生长激素治疗?

性早熟按发病机制和临床表现分为真性性早熟和假性性早熟,真性性早熟(CPP)具有与正常青春期发育类同的下丘脑-垂体-性腺轴(HPG轴)发动、成熟的程序性过程,直至生殖系统成熟;即由下丘脑提前分泌和释放促性腺激素释放激素(GnRH),激活垂体分泌促性腺激素使性腺发育并分泌性激素,从而使内、外生殖器发育和第二性征呈现。假性性早熟是各种原因引起的体内性甾体激素升高至青春期水平,故只有第二性征的早现,不具有完整的性发育程序性过程。不完全性性早熟是指儿童第二性征的早期出现,但性征的发育是自限性的(包括乳腺的早期成熟和阴毛的早期成熟)和单纯月经初潮的早期,没有其他青春期发育。

那我们先了解真性性早熟的治疗目标

(1) 用 GnRH 类似物(GnRHa)抑制过早或过快的性发育,防止或缓解患儿或家长因性早熟所致的相关的社会或心理问题(如早初潮)。

（2）用生长激素追赶因骨龄提前而减损的成年身高。

并非所有的真性性早熟都需要联用生长激素治疗，以下是不需治疗的指征

（1）性成熟进程缓慢（骨龄进展不超越年龄进展）而对成年身高影响不显著，可以只考虑用GnRHa来抑制性发育进程，解决孩子的生理和心理问题。

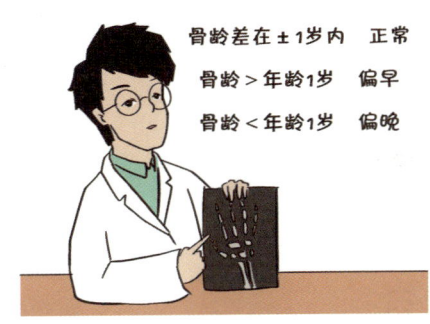

（2）骨龄虽提前，但身高生长速度亦快，预测成年身高不受损者也不需要用生长激素治疗。

因为青春期发育是一个动态的过程，故对每个个体的以上指标需动态观察。对于暂不需治疗者均应进行定期复查和评估，及时调整治疗方案。

当男童有以下指征可能需要联用生长激素

（1）就诊时已身材矮小。

（2）生长速率明显下降：使用GnRHa治疗后，年生长速率＜5 cm或月生长速率＜0.5 cm。

（3）根据骨龄预测身高严重受损。

（4）生长潜能显著受损：就诊时间晚，尤其是已有初潮、骨龄超过11.5岁、生长潜能严重受损的CPP患儿。

但是，对于性早熟来说，女孩多发，CPP以女孩多见，其中80%～90%为特发性CPP。

男性性早熟虽然发病率相对较低，但25%～90%的患儿具有器质性原因，约2/3的患儿有神经系统异常，50%左右的患儿存在中枢神经系统肿瘤。因此，对所有男性性早熟患儿均应完善相关检查，以明确继发性原因。对于男孩性早熟的治疗,一般是针对原发病的治疗。所以说,对于男孩性早熟,一定先明确病因,在明确禁忌证后,对于有治疗指征的孩子,才考虑给予生长激素的联合干预治疗。所以,一定要具体问题具体分析哦。

(常国营)

43 青春期男童个子矮小的原因有哪些?

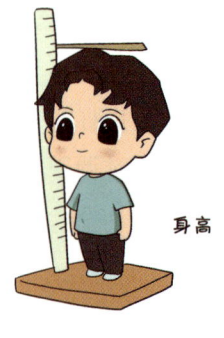

青春期是指个体的性功能从还没有成熟到成熟的阶段,在生物学上是指人体由不成熟发育到成熟的转化时期,也就是一个男性由儿童到成年的过渡时期。我们都知道这个时期的一些特点是叛逆期、个子长得快,平均年生长速度>6 cm。当然并不是所有青春期的男孩都长得很高,也存在一些特殊情况会让明明处于青春期的男孩个子也矮。接下来我们来具体讨论。

性早熟

性早熟是男孩9岁前出现第二性征。我们都知道性早熟会导致患儿骨龄远超实际年龄,提前消耗生长潜能,压缩生长空间,最终导致生长潜能早早耗尽,提前停止长个。性早熟的男孩可能前面会长得特别快,但是等生长潜能用尽了就不长个了,最终还是会被身边同性同龄人超过身高。

快进展型青春期

快进展型青春期是指部分儿童在性早熟界定年龄后(9~10岁)

出现性发育,但性发育进程迅速,从一个发育分期进展到下一分期的时间较短(<6个月)。虽然快进展型青春期与性早熟有点不同,但是快进展型青春期同样会使骨龄提前、生长板潜能提前耗尽最终影响成年身高。

体质性青春期延迟(CDGP)

青春期男孩个子矮小,我们通常误以为是晚长,现阶段中国男孩、女孩的发育时间普遍提前,晚长的孩子比例不足1%。那其实大部分晚长的情况在医学上叫体质性青春期延迟(CDGP),指男孩或女孩达到正常青春期发育年龄仍未达到第二性征发育,可以将这部分人看成是正常青春期发育的变异类型。此类患者出现青春期发育时间晚于普通人群,大部分延迟2~3年,极少数人可延迟到20~21岁才出现青春期发育。尽管如此,这些患者最终都可以完成正常的性发育。

家族性矮小(FSS)

家族性矮小指父母或其家属中常有矮小者,亦称遗传性身材矮小。

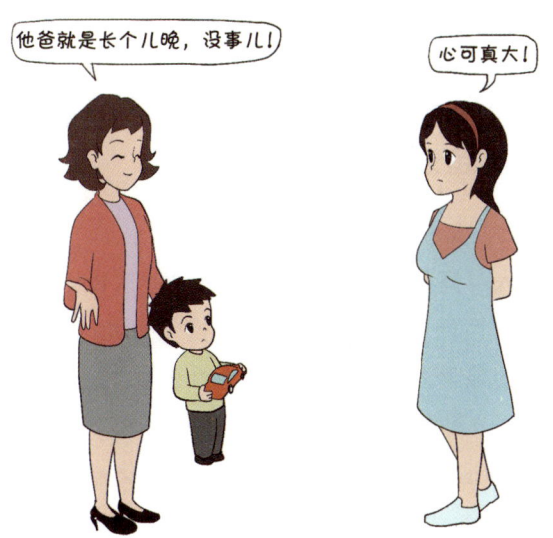

家族性矮小的诊断标准：

（1）家庭成员中有身高低于第 3 百分位数者。

（2）自出生 6～18 个月起至成人期身高始终处于矮小状态，处在自身生长曲线百分位上。

（3）生长速率正常。

（4）骨龄与生活年龄一致。

（5）体态大多匀称，少数有轻度不匀称。

（6）X 线片上见管状骨改变，包括第 5 掌骨缩短、第 5 指（趾）骨缩短、手臂和肢体有不成比例缩小，第 1、5 掌骨缩短程度与身高矮小严重程度有关。

（7）生长激素激发试验结果正常。

前面我们列举了四种导致青春期男童个子矮小的原因，无论是性早熟、快进展型青春期、体质性青春期延迟、家族性矮小都会导致青春期男孩看起来矮小。凡事没有绝对，为了孩子的健康成长，作为家长我们都要去关心孩子的生长发育。

（常国营）

 父母不高，男童性早熟联合生长激素治疗后，能超过遗传身高吗？

影响一个人身高的原因有很多，其中父母遗传因素占 70% 左右。有学者用多元线性回归方程，通过数学模型分析了父母身高对于儿子和女儿影响的显著性水平，结论是男性和女性总的身高遗传率的估计值为 71.7%，男孩的身高遗传率为 72.9%，女孩的身高遗传率为 62.8%。父母遗传都对孩子的身高有显著影响，女孩身高与母亲有略强的遗传作用，男孩身高与父亲有略强的遗传作用，但远没有孩子与父母之间的血缘关系的共同影响强烈。虽然遗传因素对孩子的身高影响占比较多,但除了遗传因素外,生活中的营养、运动、睡眠、心理及环境因素也是影响长高的重要原因。如果父母身高均不理想却希望孩子能达到理想身高,那么必须注意这30%~40%的非遗传因素。

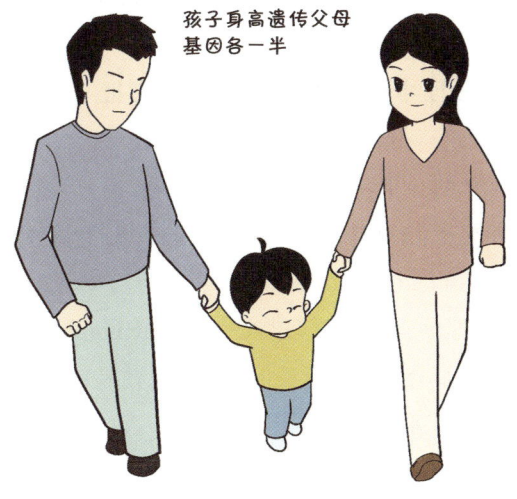

这里给大家分享一个遗传身高计算公式:

男生=(父母身高之和+13)/2,上下波动5 cm

女生=(父母身高之和-13)/2,上下波动5 cm

以下文献明确指出 GnRHa 与 GH 联合治疗可以改善最终身高

（1）2016 年一项 meta 分析显示，GnRHa 与 GH 联合治疗在最终身高方面优于单用 GnRHa，最终身高较遗传身高可改善 3.92 cm。

（2）2007 年发表在 JCEM 上的一项随机对照临床研究显示，GnRHa 与 GH 联合治疗在最终身高方面优于对照组，最终身高平均改善 4.9 cm，最高可达 9 cm。

（3）2015 年梁黎教授针对初潮后 CPP 患儿的一项研究显示，联合 GH 相比于单用 GnRHa，预测身高较靶身高提高了 6.7 cm。

GnRHa 联合 GH 治疗中枢性性早熟的应用指征

（1）就诊时已身材矮小。

（2）生长速率明显下降：使用 GnRHa 治疗后，年生长速率 <5 cm。

（3）根据骨龄预测身高严重受损：女孩预测身高 151～157 cm 或低于遗传靶身高，可以考虑 GnRHa + GH 联合治疗；预测身高 <151 cm 或低于遗传靶身高 2 个标准差，建议采用 GnRHa + GH 联合治疗。

（4）生长潜能显著受损：就诊时间晚，尤其是已有初潮、骨龄超过 11.5 岁、生长潜能严重受损的 CPP 患儿。

男童性早熟联合生长激素治疗后，能超过遗传身高吗

生长激素的治疗是个性化的，能否超过遗传身高，得看当前落下的差距，在治疗有效的前提下一点一点地追赶回来，需要综合评估。影响生长激素疗效的因素与诊断、第 1 年身高增长率、开始治疗年龄、骨龄、开始治疗时身高/开始发育时身高、父母身高（靶身高）、IGF-1 水平、生长激素剂量、治疗持续时间、依从性、药品保存、注射操作方法、生活习惯（包括饮食、运动、睡眠）等多种因素有关。生长激素疗效不佳时，还需考虑：生长激素剂量不足、治疗依从性差、生长激素粉剂产生抗体、甲状腺功能减退、合用大剂量糖皮质激素、骨骺融合或接近融合、测量不准确、存在全身慢性疾病等因素。生长激素治疗

后,如复诊评估后效果不佳,需要与医生一起分析影响疗效的因素,进而改善治疗方案。

(常国营)

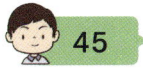 **45　男童既往因矮小症一直使用生长激素注射治疗,会导致性早熟吗?**

生长激素是美国食品药品监督管理局(FDA)和中国国家药品监督管理局(CFDA)批准治疗身材矮小症的安全有效的药品。在医生正确的指导下使用生长激素可以改善患儿的身高,提升其生活质量。那一直打生长激素会导致性早熟吗?

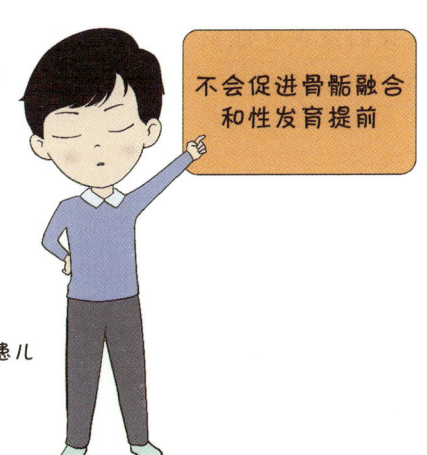

我们先来了解性早熟。真性性早熟是由于下丘脑-垂体性腺轴功能过早启动,GnRH脉冲分泌引起的性早熟。真性性早熟的原因很多,如肿瘤或占位性病变、中枢神经系统感染、外伤等。另外,还有特发性性早熟,其实找不到任何原因,在女孩中比较多见,它有很多相关因素,其中饮食营养是一个很重要的因素。患儿除有第二性征的发育外,通常还会有卵巢或睾丸的发育。性发育的过程和正常青春期发育的顺序一致,只是年龄提前。主要包括继发于中枢神经系统的器质性病变和特发性性早熟。患者的主要症状:乳房发育,阴毛、腋毛出现,月经来潮,骨龄提前,身高、体重迅速增长,除有第二性征的发育外,还有卵巢或睾丸的发育,已经具备生育能力。

哪些原因会导致孩子性早熟?对于生长发育来说,性腺发育的启动是一个复杂的神经系统与内分泌系统调控的过程。为何在某个时候启动,怎么启动的,这些原因现在还不清楚。但是通过医学的经验,我们能够发现并总结出以下因素和性早熟的发病有一定的因果关系。

性别

我们发现女性发生性早熟的概率更高,有研究表明女孩中枢性性早熟的发病率基本上是男孩的10倍左右。

遗传

生长发育和基因的关系非常大,如体质性青春期发育延迟往往有家族史,性发育也是如此,如果妈妈发育早、初潮早,可能女儿的发育也早。目前基因研究发现早熟的家系可能有某些基因出现突变。

疾病

颅内感染、外伤或肿瘤等器质性病变。

营养

营养对性发育有比较大的影响。随着社会发展和营养的提高,目前城市中女孩的初潮年龄从1979年的13.5岁提前到2005年12.3岁。研究发现,青春期发育年龄一直在下降,生活与营养条件的改善被认为是主要因素。营养过剩会造成肥胖,也会使得孩子性早熟的风险加大。

宫内发育情况

对于小于胎龄儿的孩子,胎儿宫内发育迟缓,出生身长和体重达不到相应标准,这部分孩子将来发生一些疾病的风险可能会增加,包括性早熟及其他的疾病。

生活环境

生活环境出现较大变化或生活作息突然改变,发生性早熟的风险也会增大。

药物性肥胖

与性相关的药物或化妆品过于泛滥,也会诱发性早熟。

生长激素不会加快骨龄进展:有研究通过对比GnRHa联合rhGH或单独GnRHa治疗CPP,结果显示,两组患儿治疗后各年龄段的骨龄比较,差异无统计学意义。张本金等的一项对生长激素治疗ISS患儿研究中,三组在第12个月开始表现出明显的骨龄进展,但三组间各时间点的骨龄比较差异并无统计学意义($P > 0.05$),且骨龄/实际年龄基本维持均衡,未出现因rhGH增加身高而导致骨龄提前现象。认为即便使用高剂量的rhGH在2年内几乎不影响患儿的生长潜能,不会导致青春期发育提前。张本金等的研究显示,高剂量rhGH治疗对青春期前ISS患儿的骨龄、骨龄/实际年龄的影响不大;桂林艳等的研究亦显示生长激素不会加快骨龄进展。

因此我们得出结论,导致性早熟的激素是性激素而不是生长激素,生长激素不会加快骨龄也不会导致性早熟,不用担心男孩既往因矮小症一直予以生长激素注射治疗会导致性早熟。

(常国营)

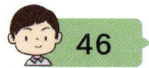 46　生长激素是什么药物?

生长激素(GH)是由人体脑垂体前叶分泌的一种肽类激素,由191个氨基酸组成。

生长激素的生理作用有哪些

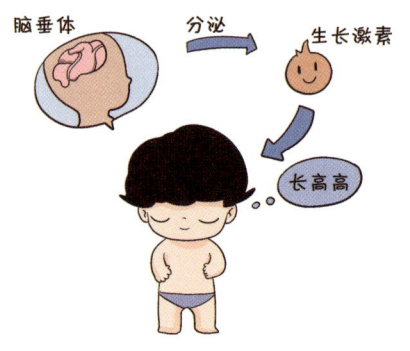

生长激素有促生长作用,促进骨骼生长,使骨长度增加;生长激素有调节物质代谢的作用,促进蛋白质合成,促进氨基酸转运入细胞;生长激素对脂肪有降解作用;生长激素可降低细胞对胰岛素的敏感性,降低外周组织对葡萄糖的敏感性,还可以促进精子形成及有效促排卵。

生长激素是如何促进孩子长高的

一方面,生长激素通过刺激肝脏等器官产生胰岛素样生长因子(IGF-1)发挥其生理功能,促进骨骼生长;另一方面,生长激素直接作用于生长板,刺激骨细胞代谢,从而使孩子长高。青春期时,生长激素在性激素的协同作用下,更进一步引起身高快速增长。

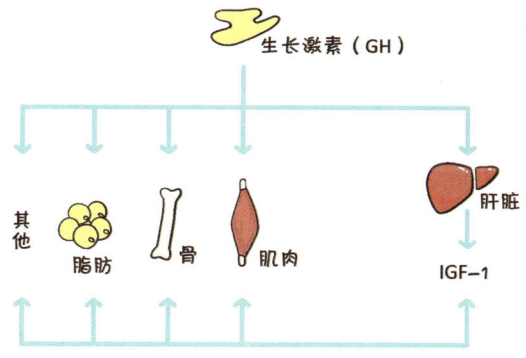

生长激素是如何分泌的？ 有什么样的特点

正常情况下，生长激素呈脉冲式分泌。它的分泌受下丘脑产生的生长激素释放激素（GHRH）、生长抑素调节，也受性别、年龄和昼夜节律的影响。其分泌特点呈昼夜节律性，昼夜波动大，夜间比白天分泌多2～3倍，睡后1小时分泌量是一天总量的一半以上，在夜间深睡眠时才会出现数个高峰，因此长期熬夜晚睡的孩子身高会受到影响。生长激素分泌还受运动的影响，剧烈运动可引起生长激素分泌增高。科学研究表明，生长激素是促进人体长高的关键因素，营养、运动、睡眠、心情等都会影响生长激素分泌。正常发育的儿童，通过后天营养指导、睡眠指导、运动指导、心理指导、疾病预防等科学的身高管理计划，可以促进人体生长激素分泌，改善身高。如果因内分泌异常等疾病所导致的身高落后，通过日常生活的干预是不太可能帮助身高达到正常值的。

生长激素是不是激素？ 和一般激素有什么区别

很多家长会谈"激素"色变，一提到激素就想到身体发胖、骨质疏松、肝肾毒性等副作用，立即表示拒绝治疗，因为他们觉得"生长激素是激素，小孩子不能用"。事实上，人体内激素有很多种，人们通常所说的"激素"一般是指糖皮质激素和性激素。

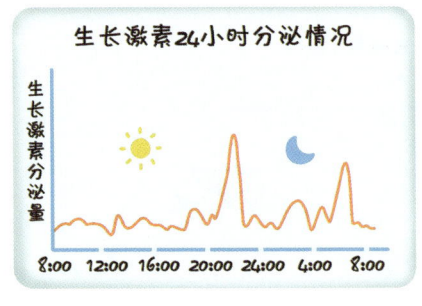

糖皮质激素是由肾上腺皮质分泌的一种类固醇激素。在正常生理情况下,它对体内营养物质的代谢和多种器官的功能均有重要的调节作用,是维持生命所必需的激素之一。这类药物具有很强的抗炎、抗过敏及免疫抑制作用。有些疾病必须用糖皮质激素长期治疗时,会出现生长减慢、向心性肥胖等副作用。

性激素是由性腺及肾上腺皮质分泌的几种类固醇激素,睾丸主要分泌睾酮,卵巢主要分泌雌二醇及黄体酮,肾上腺皮质主要分泌脱氢异雄酮。如果剂量较大或持续时间较长地摄入含有性激素的食物或药物,就可能引起生殖器官和性征的提早发育。

生长激素虽然也叫"激素",但无论从来源、化学结构,还是从生理、药理作用上来说,都与糖皮质激素和性激素完全不同,也不会产生糖皮质激素或性激素样的副作用。

(常国营)

47 生长激素是否与 GnRHa 相克?

GnRHa 能有效抑制黄体生成素(LH)的分泌,使性腺暂停发育、性激素分泌回至青春前期状态,延缓骨骺的增长和融合,防止或缓解患儿或家长因性早熟所致的相关的社会或心理问题(如早初潮)。而生长激素(GH)是由人体脑垂体前叶分泌的一种肽类激素,由 191 个氨基酸组成。生长激素可以促进骨骼生长;很多家长会关心,那生长激素会不会加速骨龄呢,而 GnRHa 又可以抑制生长,那么,生长激素是否与 GnRHa 相克呢？

在我们临床工作中，并不是所有的性早熟的孩子都需要进行 GnRHa 治疗，当然，GnRHa 治疗在临床工作中非常严格。一般 GnRHa 在临床的治疗指征包括以下几个方面：

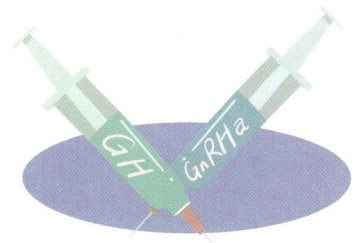

中枢性性早熟快进展型：患儿的骨骼成熟和第二性征发育加速显著，超过线性生长加快程度。

预测成年身高受损：预测成年身高低于第 3 百分位数或小于遗传靶身高，骨龄身高＜身高的 2 个标准差。

快进展型青春期：在性早熟界定年龄后开始出现性发育，但性发育进程及骨骼成熟迅速，可影响最终成年身高。

另外，孩子出现了与性早熟直接相关的心理行为问题。

在临床使用过程中，我们发现 GnRHa 治疗虽然延缓了孩子的青春期发育的进程，但是孩子的生长速率也会同步下降，有的时候并不能达到改善身高的问题。GnRHa 治疗造成生长减速的机制尚不明确，可能为：①GnRHa 干扰和抑制了相关的生长调控层面，包括生长激素/胰岛素样生长因子-1 轴发生改变。②过早暴露于雌激素而导致生长板局部改变。③GnRHa 对生长因子受体通路存在一定的影响，使得生长板发生局部的改变。

那么，生长激素是否与 GnRHa 相克呢？我们先来看一看生长激素的生理作用有哪些：生长激素可以促进身高增长。生长激素具有促进软骨细胞增殖分化、促进骨骼线性增长的作用。外源性生长激素的补充可以提高孩子的生长速度，直至孩子的身高追赶至理想的身高。另外，生长激素不会促进骨龄的进展，它并非通过提前消耗生长板的剩余生长潜能来改善预测身高及成年身高。生长激素和性激素存在不同，因为性激素有明显的促进骨骺融合的作用。GnRHa 联用生长激素可以更好地改善孩子的身高，GnRHa 联用生长激素的指征：

（1）就诊时孩子已存在身材矮小

1）孩子的生长速率明显下降：使用 GnRHa 治疗后，年生长速率＜5 cm 或月生长速率＜0.5 cm。

2）根据骨龄预测成年终身高（PAH）严重受损：PAH 151～157 cm 或低于遗传靶身高，可以考虑 GnRHa + GH 联合治疗。PAH＜151 cm 或低于遗传靶身高 2 个标准差，建议采用 GnRHa + GH 联合治疗。

（2）生长潜能显著受损：就诊时间晚，尤其是男孩已有变声、骨龄超过 12.5 岁、生长潜能严重受损的 CPP 患儿。

（常国营）

48　生长激素有副作用吗？

很多家长会谈"激素"色变，一提到激素就想到身体发胖、骨质疏松、肝肾毒性等副作用，立即表示拒绝治疗，因为他们觉得"生长激素是激素，小孩子不能用"。事实上，激素其实是我们人体正常运转必不可少的成分之一，主要起到"通信兵"的作用，比如在寒冷的时候，大脑会发出指令，我们的激素器官就会相应地分泌不同的激素来调整人体的功能，如甲状腺素和肾上腺素分泌增加促进产热，胰岛素分泌下降维持血糖稳定。前面提到"谈激素色变"、引起家长最大恐慌的就是糖皮质激素，而实际上糖皮质激素在某些疾病的治疗中同样必不可少，比如某些自身免疫性疾病、过敏，以及某些肿瘤性疾病等。但是长时间服用糖皮质激素确实会导致一些副作用的发生，如肥胖、骨质疏松、免疫力下降等。

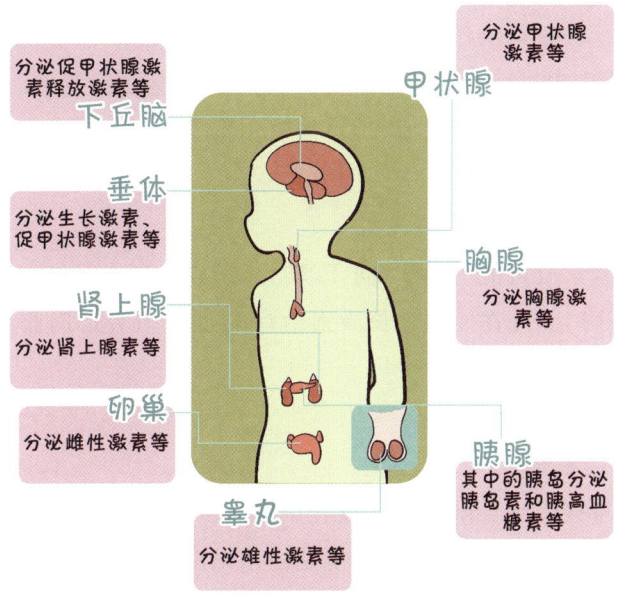

那生长激素有副作用吗?大家都知道是药三分毒,因此是药就必不可避免存在副作用,就是治疗与不治疗的取舍问题。生长激素在临床应用至今已有30余年,通过多个大规模数据统计证实,重组人生长激素目前还是非常安全的。目前发生的生长激素治疗的不良反应多是短期一过性的,主要有:

常见的是注射部位局部一过性反应

疼痛、发麻、红肿等,一般用药后早期出现,1~3天达高峰,5~7天逐渐消失,建议考虑更换注射部位进行观察,同时观察是否对消毒液体过敏。

头痛

通常是良性的,在停药后可明显缓解,且头痛缓解后可继续用药。

血糖异常

接受生长激素治疗的患儿可能发生血糖异常或者空腹胰岛素升高（包括胰岛素抵抗和葡萄糖耐受不良疾病），但临床意义似乎很小，而且通常是一过性的，短期内即可恢复正常。

甲状腺功能减退

生长激素有可能引起 T_4 向 T_3 转化，所以早期有可能出现血液中 T_4 轻度下降，因此在使用生长激素治疗的过程中会定期监测甲状腺功能。

关节水肿、疼痛

在儿童接受生长激素治疗过程中非常少见。大多数通常在治疗开始后不久即出现，其中一些可能是由水钠潴留引起的。

还有一些罕见的情况，如特发性颅内压增高、眼内压升高、股骨头骨骺滑脱和已存在的脊柱侧凸恶化的风险略微增加。这些是否是生长激素本身的不良反应或其中一些是否与生长激素诱导的快速生长有关，目前尚在研究中。

生长激素是美国食品药品监督管理局（FDA）和中国国家药品监督管理局批准治疗矮小症的有效药品。1985 年基因重组人生长激素（rhGH）问世发展至今，人工合成的基因重组人生长激素与人脑垂体产生的生长激素的化学结构完全一样，生理、药理作用也保持一致，可明显促进身材矮小孩子的身高增长，并改善其全身各器官组织的生长发育。在医生的指导下使用也不会产生使用糖皮质激素的那些副作用，家长大可放心。数万例临床经验验证，重组人生长激素是目前治疗身材矮小的唯一安全有效的药物。

（常国营）

49 为什么芳香化酶抑制剂能抑制骨龄进展?

芳香化酶抑制剂能特异性地导致芳香化酶失活,阻断雄激素转变为雌激素,从而减少内源性雌激素生成,雌激素有促进骨骺融合的作用。目前其在临床上广泛应用于雌激素敏感的乳腺癌的治疗。对其机制的深入研究认为,芳香化酶抑制剂可延缓骨骺融合,促进身高增长,改善终身高,故近年来有临床研究将芳香化酶抑制剂应用于男性矮小症患儿的治疗,特别是青春期启动以后,甚至是青春期后期的患儿。

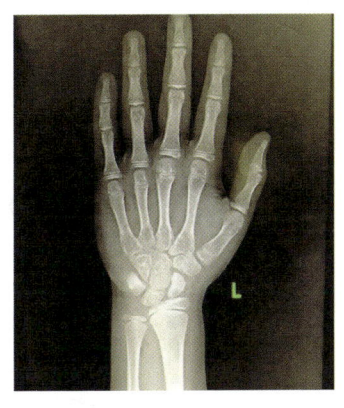

芳香化酶为雄激素转化为雌激素的限速酶,可催化雄烯二酮、睾酮转化为雌激素,而雌激素对骨成熟、骨骺融合及停止生长起关键作用。因芳香化酶缺乏或雌激素受体缺乏而造成雌激素抵抗的孩子会出现骨龄落后、无青春期生长加速、无骨骺生长板融合、身高持续增长的表现。已有研究提到矮小症的孩子使用芳香化酶抑制剂可抑制雌激素的合成,延缓骨骺融合,最终改善终身高。但因为目前此类药物尚未批准用于儿童适应证,还需要知情同意,慎重用药。

目前,重组人生长激素(rhGH)被应用于身材矮小及相关疾病的治疗,但对于青春发育中后期的身材矮小患儿及因性早熟导致生长潜能明显受限的患儿来说,单独使用rhGH进行治疗的投入获益比并不高。对于性早熟的患儿单用GnRHa使身高的获益不如在使用GnRHa基础上联合rhGH的获益,但GnRHa与rhGH两药联用会加重经济负担。芳香化酶抑制剂可以改善青春期启动后身材矮小男性患儿的预测终身高或终身高,对这部分患儿可单独使用芳香化酶抑制剂或在 rhGH 应用的基础上联合使用芳香化酶抑制剂,在延缓骨骺融合、改善成年身高的同时,使投入获益比实现最大化。芳香化酶抑制剂相对于 GnRHa 和 rhGH 来说,价格低,其给药方式能减少患儿的痛苦和抵触情绪,方便快捷。目前,以来曲唑、阿那曲唑为代表的第三代芳香化酶抑制剂与芳香化酶可逆结合后,抑制雄激素向雌激素的转化,降低体内雌激素水平,具有高效、安全的特点。它既可用于特发性矮小、青春期生长激素缺乏症的矮小儿童,在延缓骨骺融合的同时形成高睾酮水平直接作用于生长板促进生长;又可用于性发育异常的治疗,如先天性肾上腺皮质增生症等导致的外周性性早熟。

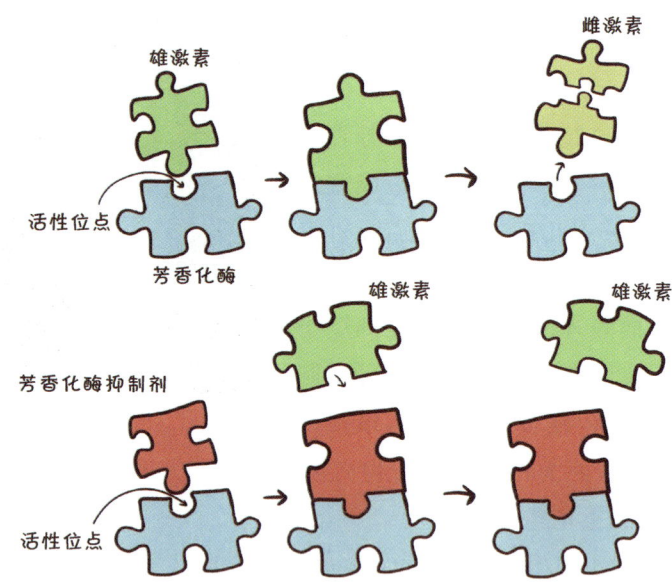

对大骨龄的中枢性性早熟男孩来讲,应用芳香化酶抑制剂的患儿较不给予处理的患儿,能有效延缓骨龄成熟。芳香化酶抑制剂会大大减轻患儿家庭的经济负担,rhGH 的治疗费较高,因经济原因而放弃治疗对患儿及家庭来说非常遗憾,而芳香化酶抑制剂的应用,能大

大减少花费,在一定程度上改善终身高。综上所述,芳香化酶抑制剂能改善各类型身材矮小患儿的预期身高或终身高,为性早熟男童患儿改善终身高提供新的治疗途径,尚未见严重不良事件及严重后遗症的报道。但目前临床研究的样本量尚少,缺乏长期随访资料,远期后遗症仍不明确,应根据病情、治疗意愿、依从性及家庭经济状况等情况综合考虑,并注意做到长期定时随访。

(刘庆旭　周莎莎)

50　男童性早熟能预防吗?

答案是肯定可以的。首先,我们来了解导致男童性早熟的诱因,针对诱因再支招。

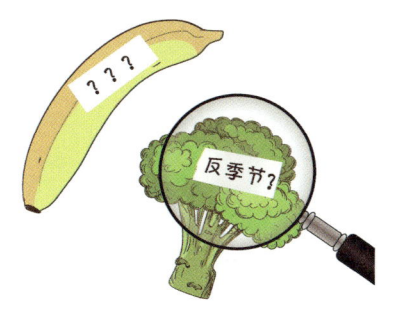

男童性早熟的诱因

(1) 饮食不当:可入药的大补类食品,经"催熟剂"促熟的早熟类动物及反季节的蔬菜、水果和各种儿童口服液补品均能兴奋中枢神经,干扰促甲状腺激素、促肾上腺皮质激素、促性腺激素的分泌,长期服用造成性早熟。洋快餐、油炸类食品,食用后,能产生过高的热量,在体内会转变为多余的脂肪,引发内分泌紊乱,导致性早熟,而且食用油经反复加热使用后,高温使其氧化变性,也是引起"性早熟"的原因之一。

(2) 环境的影响:近年来,由于滥用洗涤剂和农药,以及塑料工业向环境排放有害的物质及其分解物质,产生了一系列污染物,在自然界中降解到一定程度后,均被发现具有雌激素样的活性,儿童经皮肤

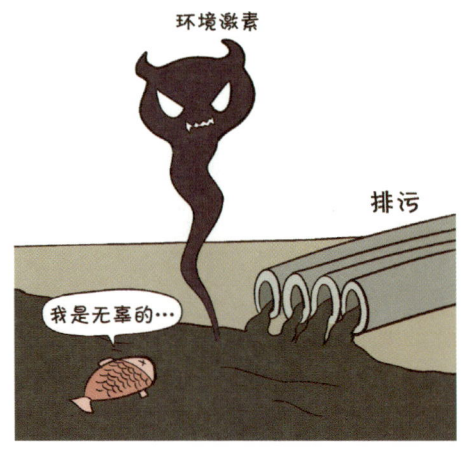

接触或直接食用了污染物,可致儿童性早熟。国外研究发现,光照过度可致性早熟,因为过多的光线照射会减少人体松果体褪黑激素的分泌,使褪黑激素抑制的垂体前叶促性腺激素提前分泌,导致性早熟。

(3)抚育不当:误服避孕药,使用含性激素的护肤品。长期刺激性意识,现在是媒介高度发达的信息社会,孩子可以从语言、文化环境的污染中,得到许多不良的性暗示,而父母没有及时地正确引导、趋避,导致儿童长期接触到性信息,可能刺激下丘脑垂体神经反射,导致下丘脑-垂体-性腺轴提前启动。

(4)疾病因素:性腺肿瘤、肾上腺疾病及甲状腺功能减退均可致性激素异常分泌。

如何预防儿童性早熟,需要注意以下几点

(1)营养过剩是容易引起孩子性早熟的主要原因之一。要预防性早熟的发生,家长应注意高蛋白质食物的摄入量不要过多,每餐中肉菜搭配,千万不要以肉当菜。

(2)少吃洋快餐。有研究表明,每周光顾洋快餐 2 次以上,并经常食用油炸类膨化食品的儿童,其性早熟的可能性是普通儿童的 2.5 倍。因此,每周限制宝宝吃洋快餐,用新鲜水果代替油炸类小食品。

(3)补品会促使孩子性早熟。因此,不要盲目给孩子食用蜂王浆、蜂花粉等"补品"或增进智力的保健品。必要时应在医生指导下进行。

(4)家长在平时生活中收拾好自己的药箱和化妆品,不要让孩子

随意接触这些化妆品和药物，更不能盲目使用，因为有些药物中有激素，孩子吃了以后就会出现性早熟的症状，而有些化妆品中也含有大量的激素，他们使用后对身体发育不利，会存在性早熟的风险。

（5）要少吃反季节蔬菜和水果，以及含有添加剂的食品。不论是反季节的水果还是反季节的蔬菜，都不要让孩子吃，因为这些反季节的食物都是通过激素催熟得来的，让孩子长期食用这样的食物就会让孩子体内的激素超标，容易出现性早熟。

（6）父母亲密时要避开孩子，此外不良信息的泛滥（包括文字信息、媒体信息、网络信息、手机信息、语言信息）也会引起性早熟，要禁止孩子看与性有关的影视和书籍。

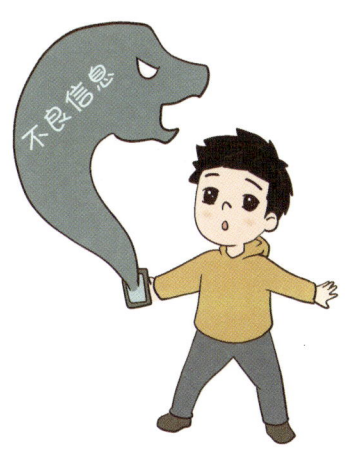

（7）关灯睡觉。光照过度，特别是夜间长时间光照会影响大脑中的内分泌器官松果体的正常工作，可能导致促性腺激素的提前分泌，从而导致性早熟。

总而言之，随着生活水平和环境变化，性早熟的发病率在不断增高，因此家长和社会都应该高度重视，意识到性早熟所存在的危害，提前做好预防措施，早诊断，早治疗。

（常国营）

男童青春期延迟篇

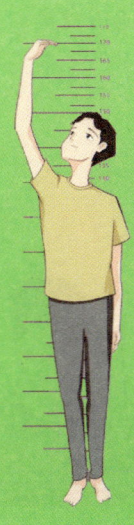

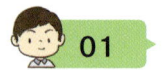

01　男孩不发育是否就是晚发育？

大家读了前面的内容后,应该对于男孩的正常发育年龄有所了解了,也对晚发育造成的危害有所知晓,那么问题来了,毕竟像卡尔曼综合征这种疾病发病率是很低的,我们如何知道男孩不发育是否是晚发育呢?

男孩能否正常进入青春期并开始性发育,与下丘脑-垂体-睾丸轴是密不可分的(具体详见总论)。任何原因影响到这个轴的功能,都会出现晚发育。

老百姓所说的"晚发育",医学上称为"体质性青春期延迟",这是青少年青春期延迟最常见的原因,确切病因不详,可能与环境、营养状况及遗传因素有关,尤其是父母双方中的一方有晚发育史,发生晚发育的可能性更大一些。晚发育的特点是:出生时身长、体重均正常,出生后其身高增长逐渐减慢,同时伴有骨龄落后,进入青春期前身材中等偏下或达到矮小,男孩14～18岁出现性发育,甚至更晚;一旦进入青春期后,仍可有正常的青春期身高突增,其最终身高也能达到正常遗传身高。

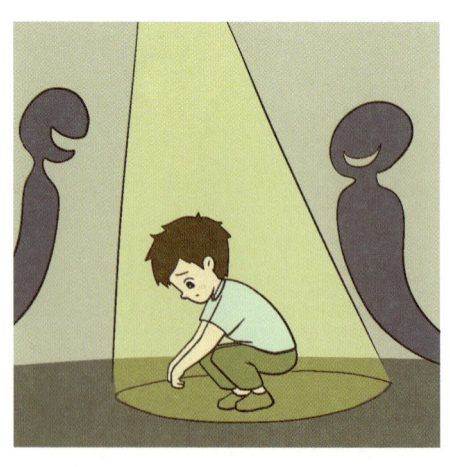

对于青春期前身高偏矮,超过14岁后仍无性发育迹象的男孩而言,大多数人包括孩子自己,都可能认为是晚发育造成的,所以早期可能得不到重视。如何在早期鉴别是否为真正的晚发育显得尤为重要。一般而言,男孩不发育主要是"总司令"(下丘脑和垂体)出现异常或睾丸本身出现问题产生不了雄激素造成的。如果男孩骨龄超过 12 岁,行 GnRH 激发试验显示 LH 峰值≥8 U/L,说明垂体功能正常;HCG 激发试验示睾酮水平较激发前增加 4 倍以上,说明睾丸功能正常,这种情况才能诊断为晚发育。反之,如果 GnRH 激发试验或者 HCG 激发试验两者中任何一个出现异常,均提示男孩不发育的原因并不是晚发育,需要进一步查染色体、基因检查等明确病因。

当然这里要提醒一下:长期"总司令"无法正常分泌 LH、FSH,可导致首次 HCG 激发试验呈现假阳性,反复做几次 HCG 激发试验后,睾丸分泌雄激素的功能是有可能恢复的。所以不能盲目下结论,医生通过结合具体病史,综合判断才能给出诊断和建设性的意见。

这里我们举个例子帮助大家理解这个问题:小明,今年刚过 15 岁生日,但是看到班里其他男孩都发育了,个子都比他高,心里很不好受。妈妈带着小明到医院检查,结果发现 GnRH 激发试验 LH 峰值 75 U/L,HCG 激发试验前后睾酮水平都很低,睾丸 B 超显示右侧睾丸明显有萎缩。追问病史,小明 5 岁时患有病毒性腮腺炎,当时右侧"小蛋蛋"(睾丸)有肿痛,很快 2 天后随着腮腺炎好转,"小蛋蛋"就不痛了,没想到会导致小明不能正常发育。

由此可见,大家千万不要认为男孩不发育都是晚发育,没有经过专业医院内分泌科综合评估,是不能掉以轻心的。故一旦发现男孩子到了 14 岁仍无发育,要尽早去医院明确病因,只有排除器质性疾病后,才能说孩子是晚发育。

(许丽雅)

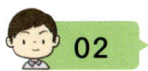

男孩一直不发育有什么严重后果吗?

我们大家都知道,男孩青春期发育起始年龄在 11~14 岁,如果超过14岁睾丸仍没有任何增大趋势,就是我们老百姓俗称的晚发育。

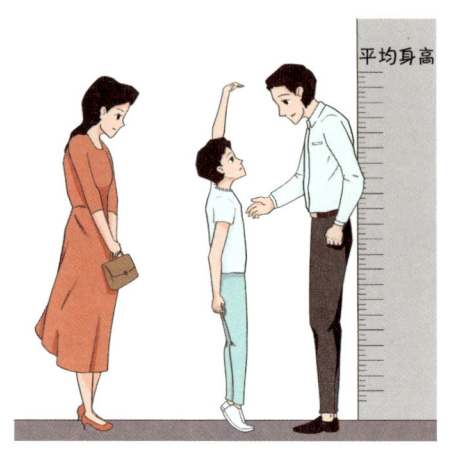

那么男孩是否发育了,作为家长如何第一时间知道呢?首先我们要先明白男孩正常青春期发育的表现有哪些?正常男孩青春期发育的最初征象是"小蛋蛋"(睾丸)变大了,但往往不如女孩乳房增大容易被发现。随着发育的进展,男孩青春期发育还表现为"小蛋蛋的外衣"(阴囊)变大并伴有色素沉着、表皮松弛,"小鸡鸡"(阴茎)变粗变长了,也会有乳房肿痛、胡须、阴毛、腋毛、青春痘、声音变粗变哑、喉结,最终出现遗精。这些变化是伴随着雄激素、雌激素水平的不断增加,而出现不同的生理变化,伴随着性发育的成熟,青春期的男孩身高也会出现"一下子蹿个儿",肌肉也会逐渐发达,力气也明显变大,越来越有"男人味"。同时心理也随之逐渐成熟。

当男孩超过14岁后仍未发育,大多数家长并不在意,觉得晚点发育更好,尤其对于身材矮小的男孩而言,家长很笃定地认为以后会发育,会蹿个儿的,现在不用着急。但有时候事实并非如此,等到16岁男孩仍然拥有小时候一样的幼稚面容,比同龄孩子明显矮一个头,被他人背后指指点点,此时孩子的心理也会产生自卑,从而对自己不自信,也会影响正常的学习和社交活动。

大家来看一下这样一个例子:小强今年已经17岁半了,即将面临高考,但他身高仅155 cm,又矮又胖,比女生还矮。除此以外,他并没有出现胡须、喉结、青春痘,说话的声音仍是童声,与其他男同学格格不入,虽然学习成绩还行,但比较内向,不愿意开口说话,也不愿意参加集体活动,总是一副郁郁寡欢的样子。爸爸妈妈对此并不在意,因为他们都是中等身高,爸爸总是说他也是发育比较晚,大学里还在长个子呢。等到高考结束,爸爸妈妈带着小强到内分泌科就诊,想检查一下孩子大概几岁会发育。但是经过一系列检查,包括住院做 GnRH 激发试验、GH 激发试验、HCG 激发试验、皮质醇、促肾上腺皮质激素、胰岛素样生长因子、垂体 MRI、骨龄等检查,诊断为垂体功能减退症,表现为生长激素缺乏症和低促性腺激素性性腺功能减退症。家长得知结果后觉得太不可思议了,晚发育竟然也是一种疾病。本该早点确诊,尽早予以生长激素治疗,接着在 11～14 岁予以性激素替代治疗,也不至于与同龄人身高差距如此之大,不至于性格孤僻,不至于一直拥有像儿童一样的身材与面容。

由此可见,男孩如果一直不发育,除了老百姓认为的晚发育,有可能一直没有青春期发育,个子永远长不高;也有可能是疾病。同时,持续缺乏青春期发育,孩子的心理也是不健康的,会表现为与同龄孩子格格不入,故一旦发现孩子超过 14 岁仍无性发育迹象,家长千万不要盲目认为没关系,应尽早带孩子去医院就诊,明确病因;如果检查后确定是晚发育,家长和孩子就可以安心静待"花开",避免不必要的焦虑和担心。

(许丽雅)

03　如何早期判断男孩青春期延迟?

男孩在 11～12 岁时,会出现以身高激增、睾丸、阴茎迅速增大,胡须生长、声调变低等为表现的男性第二性征,此为正常的男性青春期发育。如果男孩≥14 岁仍无第二性征发育,如睾丸没有增大(体积小于 4 mL),阴茎也未生长,仍处于青春期发育前的阶段,阴毛、腋毛无明显生长,发声仍为童声,无明显喉结突出和胡须生长,或出现发育一段时间后的停滞,则称为青春期发育延迟,即青春期延迟。青春期延迟的临床定义是指超过正常人群的青春期年龄范围后仍不出现发育的初始征象。在达到同性别、同文化群体的97%~99%儿童已开始性成熟的年龄时,即超过平均步入青春期年龄2~3个标准差时,仍无第二性征发育或第二性征发育不完全。青春期停滞是指如果进入青春期后,大约4年内仍未完成发育,可考虑为青春期停滞。大约95%的健康儿童可以在4年内青春期发育完全。

青春期延迟的临床特点

(1) 青春期发育是完全缺失,还是先开始再停滞?

需要家长带男孩就诊儿童内分泌专科医生,评估孩子的生长情况,医生会结合孩子的身高增长速度(cm/年),与同年龄同性别者比较身高-年龄生长曲线。此外,医生还会询问男孩的阴茎、睾丸是否出现过一定程度的初始发育征象后来消失,是否最先出现过单纯雄激素相关性征(如阴毛和/或腋毛、痤疮、顶泌汗腺体味),也就是肾上腺功能初现。

(2) 青春期延迟男孩是否有先天性畸形或神经系统症状?

特发性低促性腺激素性性腺功能减退症(IHH)会表现为小阴茎、隐睾、嗅觉障碍、联带运动、唇腭裂或并指(趾)畸形、牙齿缺如、听力异常、肾发育异常或骨骼异常等。如出现头痛、视力障碍、运动障碍、癫痫发作和智力障碍(精神发育迟滞)等神经系统症状,则高度提示有中枢神经系统疾病。

(3) 是否有不良饮食习惯、内科疾病或参与高强度的运动,导致其青春期延迟或进展缓慢?

营养不良或高强度运动(如长跑)是无其他异常青少年青春期延迟的常见原因。性成熟延迟和身高生长速度减缓通常是一些基础疾病的最初临床征象,如炎症性肠病、甲状腺功能减退症或心理社会剥

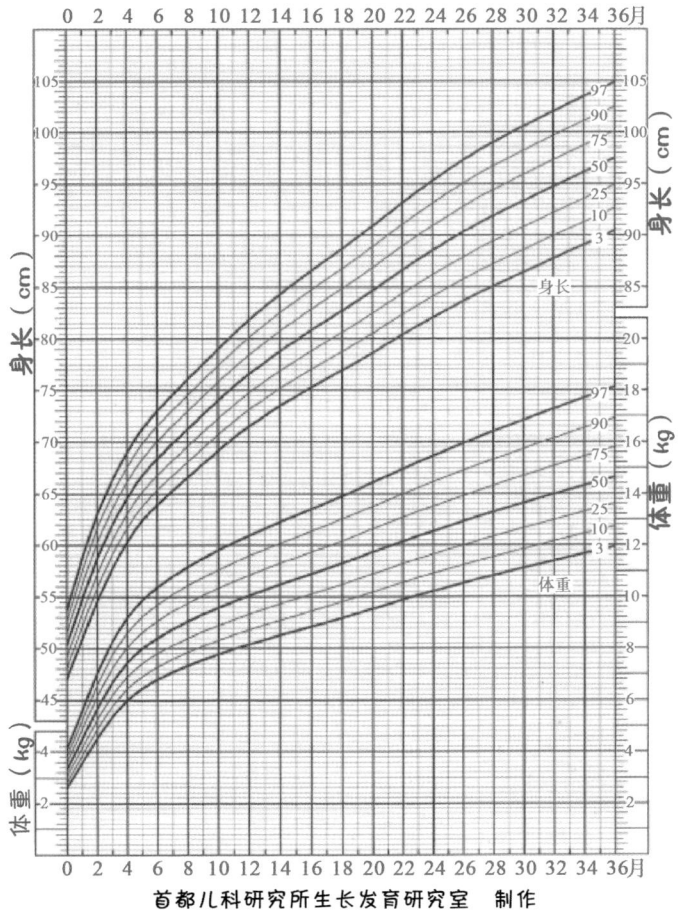

夺。炎症性肠病患儿常有胃肠道症状,如稀便、血便或腹痛等,症状可能很轻微。

(4)有无青春期延迟或缺失的家族史?

体质性青春期延迟(CDGP)和IHH均常见青春期延迟家族史,部分患儿中可能有相似的遗传学机制。CDGP患儿的双亲或同胞可能

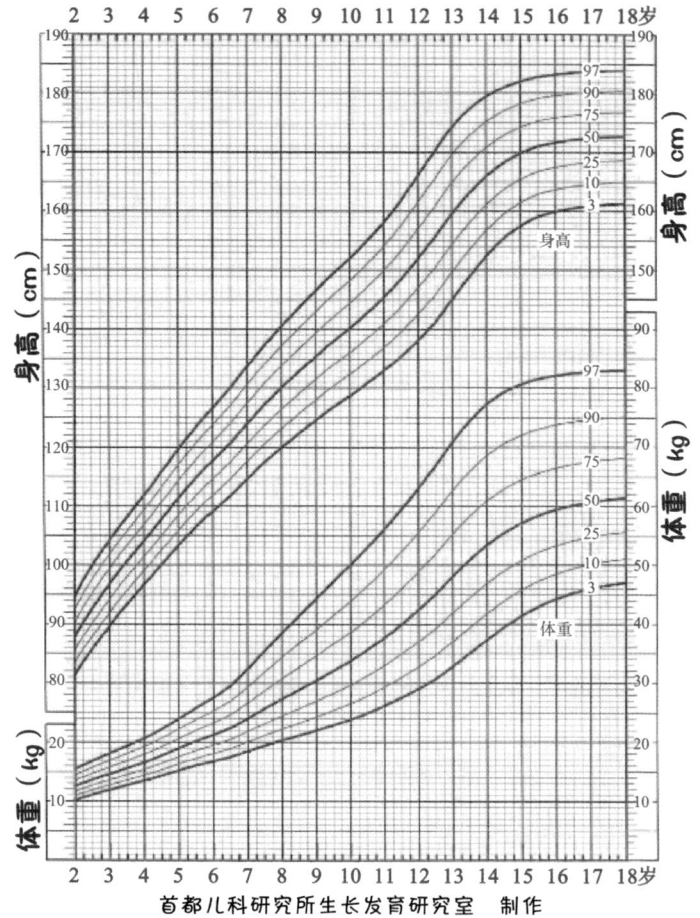

"晚熟",表现为比同龄人更晚出现身高突增或青春期。其通常表现为常染色体显性遗传,部分存在不完全外显。而单纯 GnRH 缺乏症的遗传形式可能为常染色体显性、常染色体隐性或 X 连锁隐性。CDGP 患儿青春期发育延迟,但不停滞,表现为与同龄人相比骨骼生长、肾上腺功能初现、性腺成熟进展缓慢,并且骨龄延迟。

(5)味觉是否正常?

嗅觉缺失强烈提示卡尔曼综合征,这属于嗅觉丧失型 IHH。嗅觉测试包括酒精、白醋、水和香波等气味。

如何判断评估青春期延迟

怎样发现男孩的青春期延迟呢?很多家长很少留意男孩睾丸大小,往往只关注阴茎长度,有些其实是存在隐睾,这些均难以发现,需要到专科医院检查,如果 14 岁还未变声,面容幼稚,无阴毛、腋毛生长,也提示需要进行性腺发育的评估。来到医院,需要做以下检查。

(1)体格检查:仔细评估身高、体重、嗅觉和第二性征。第二性征应按照 Tanner 性成熟评分来分期。对于男孩,使用 Prader 睾丸测量器来测定睾丸大小。男孩最早出现的青春期发育体征是睾丸体积≥4 mL(对应的睾丸长度为 2.0~3.1 cm)。

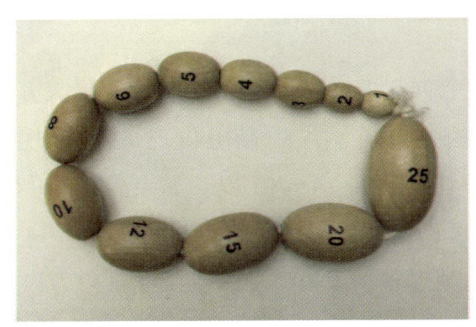

睾丸测量仪

(2)骨龄:初次就诊时需拍摄左手及左腕关节的 X 线片来评估骨龄,了解骨骼成熟度,必要时复查。CDGP 患儿的骨龄通常比实足年龄落后约 20%。

(3)内分泌检查:激素评估应包括 LH、FSH、雌二醇和睾酮,应随机(不加刺激)测定血清 LH 和 FSH,同时测定睾酮,以区分原发性和继发性性腺功能减退。血清 LH 和 FSH 升高提示原发性性腺功能减退。睾酮或雌二醇水平偏低,伴血清 LH 和 FSH 水平偏低或正常,提示 CDGP 或 IHH。必要时行 GnRH 兴奋试验。

(4) 头颅 MRI:重点检查蝶鞍区影像学检查(薄层嗅区检查),以评估嗅球、嗅神经及嗅神经束是否存在或有发育不全。

(5) 基因检测:强烈怀疑 IHH 者,如嗅觉丧失,或者伴有先天畸形,如唇腭裂等感音神经性聋、联带运动、单侧肾缺如或并指(趾)、骨骼缺陷等。

总之,青春期男孩如出现发育延迟现象,不要一味等待发育到来,若 14 岁仍未发育或发育停滞,需要及时评估青春期延迟原因。

(王 斐 李 妍)

04 男性青春期延迟的原因有哪些?

男孩正常发育年龄是 11 岁,一般先从睾丸增大开始,继之阴茎增大,阴囊皮肤变松弛、着色,阴毛、腋毛出现,接着出现胡须、喉结及变声。首次遗精平均发生在 14~15 岁。如果男孩 15 岁以后完全无第二性征的出现,可以诊断为男性青春期延迟。

男性青春期延迟根据发病原因不同,可以归为以下 4 类:①体质性青春期延迟;②继发于全身性慢性疾病或严重营养不良导致的青春期延迟;③原发性性腺功能减退;④继发性性腺功能减退。

其中,男孩发生青春期延迟最多见的原因就是体质性青春期延迟(CDGP),主要是因为下丘脑-垂体-性腺轴暂时性功能低下,延迟启动,通常有阳性家族遗传史。也就是说,在询问家庭情况时会发现,体质性青春期延迟的男孩,他的父亲/母亲也曾出现青春期延迟。体质性青春期延迟的患儿,出生时身高与体重一般正常,出生后最初几年发育速度相对较慢,常伴体质性矮小。该病一般无需治疗,在排除其他原因导致性发育延迟后，如15岁仍无第二性征，可用小剂量性激素诱导性成熟。

全身慢性疾病或严重营养不良的孩子，比如青紫型先天性心脏病、肝硬化、尿毒症、镰状红细胞性贫血、糖尿病、神经性厌食、慢性感染性疾病及严重营养不良等，也同样会有青春期发育的延迟。

原发性性腺功能减退症是指性腺患有先天性或后天性的疾病，使患儿性腺分泌性激素减少，导致了第二性征发育延迟。原发性性腺功能减退症包括先天性和后天性两种。①先天性性腺功能低下，如克氏综合征或LH、FSH受体基因缺陷（由于基因突变导致LH或FSH作用在睾丸上的受体异常，无法接收到LH、FSH的"信息"，从而无法调节睾酮的分泌）。②后天性性腺功能损伤，如睾丸炎症、外伤或手术创伤、药物损害及放射损害等。其中，克氏综合征又称曲细精管发育不全症，是成年男性不育最多见的原因之一，也是最常见的原发性睾丸功能减退症。克氏综合征属于染色体异常疾病，正常男性染色体核型为46，XY，而克氏综合征患儿核型则为47，XXY，也会有其他类似的嵌合体。该病可在青春期出现症状，表现为睾丸不再发育，睾丸小而质地较硬，出现男性乳房发育等，还表现为身材高大，阴毛、腋毛细少，智商可能相对差。常伴有其他症状，如甲状腺功能异常、糖尿病、二尖瓣脱垂、晶状体混浊、骨密度减低、脂肪含量高、肌肉含量减少等。

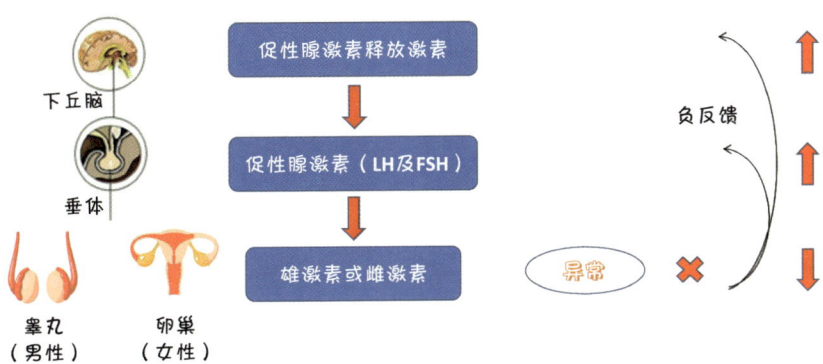

继发性性腺功能减退症主要是性腺是上游器官——下丘脑或垂体分泌的促性腺激素释放激素或促性腺激素水平低下,导致下游性腺分泌性激素减少导致的。继发性性腺功能减退同样包括先天性及后天性。先天性下丘脑-垂体异常包括特发性低促性腺激素性性腺功能减退症、卡尔曼综合征、Bardet-Biedl综合征、Prader-Willi综合征、垂体GnRH受体基因缺陷,以及垂体LH、FSH的β链基因缺陷。后天性下丘脑-垂体异常包括Frohlich综合征、炎症、外伤、肿瘤及放射损害等对下丘脑或垂体造成影响。其中,卡尔曼综合征是临床上较为常见的病因,这种疾病除性腺功能低下外,还有嗅觉丧失等表现。

(李 妍 王 斐)

05 哪些慢性疾病会导致青春期延迟?

对于孩子的青春期延迟,有的家长认为不着急,以后总会发育的,但殊不知有些青春期延迟是有不同病因的,如果迟迟不发现及治疗,就会造成成年性功能障碍。那么,我们需要了解青春期发育延迟有哪些分类及慢性疾病。主要病因为原发性及继发性性腺功能减退症。

继发性(低促性腺激素性)性腺功能减退症

(1)体质性青春期延迟:约占53%(63%的男孩和30%的女孩),呈现家族遗传性,家族成员从多代以来就经常"晚熟",如母亲初潮年龄比同时代同龄女孩偏大,或父亲出现青春期变声和"蹿个子"时间延迟。

与同年龄同性别的儿童相比,往往只表现为青春期发育时间的推后和生长速度的缓慢。患者出生时的身长、体重往往正常。随着年龄的增长,与同龄男孩的身高差距有所增大。正常儿童进入青春期后,生长速度明显加快,使得患者与同龄正常儿童的身高差距更加明显,绝大多数发育延迟的男孩在此时就诊。他们的骨龄落后于实际年龄2~3岁,就诊时的身高,往往落后于实际年龄2~3岁,但与其骨龄基本相当。他们有充足的生长潜力,最终能够获得其应有的遗传身高[(父亲身高 cm + 母亲身高 cm)/2 + 6.5 cm]。多数体质性青春期延迟男孩体型消瘦,心智的发育与实际年龄相当。因为面貌幼稚、身材偏矮、第二性征发育延迟,部分男孩因此产生自卑心理,影响成年后人际关系处理能力。大部分男孩可以在15~19岁时获得正常的青春期发育。

(2) 功能性低促性腺激素性性腺功能减退症:约占19%,常因慢性系统性疾病(如炎症性肠病、乳糜泻)、甲状腺功能减退症、过度运动或营养不良(包括神经性厌食)等所致。这些患者青春期发育通常延迟,去除全身性疾病影响后,可恢复正常的青春期发育。

(3) 特发性低促性腺激素性性腺功能减退症:约占12%,是由于先天性下丘脑促性腺激素释放激素合成、分泌或作用障碍,或促性腺激素释放激素神经元迁移异常导致垂体促性腺激素分泌减少,最终造成性腺功能低下。这些疾病可能有不同的家族遗传模式,可为散发性(约70%)或家族性(约30%),总体发病率在1/10万~10/10万,男性的发病率估计为1/15 000~1/4 000,男女比例为5∶1。部分患者伴有嗅觉缺失(称为卡尔曼综合征)。新生儿及儿童期由于促性腺激素释放激素缺乏导致雄激素不足,临床表现为隐睾和小阴茎,如伴有其他症状如嗅觉障碍、唇腭裂或并指(趾)畸形、牙齿缺如、听力异常、肾发育异常、双手联动或骨骼异常等需高度怀疑,诊断关键在于出生后3~6个月(即"小青春期")出现促性腺激素和性激素水平低下;青春期多因青春期延迟就诊,即14岁时仍无第二性征或发育停滞,表现为阴茎短小、睾丸长不大。特发性低促性腺激素性性腺功能减退症通常是永久性的,但10%~15%的患者可能在将来发生逆转。

（4）下丘脑或垂体疾病：继发性性腺功能减退症可由多种下丘脑或垂体疾病引起，如相关畸形、血色病、损伤或肿瘤（尤其是颅咽管瘤）。

原发性性腺功能减退症

约占13％，由于睾丸自身病变所致的高促性腺激素性性腺功能减退症。其原因包括多种性腺疾病：克氏综合征，因化疗、放疗、自身免疫反应或感染后损伤所致的性腺损伤、隐睾或睾酮合成障碍等。罕见原因包括黄体生成素和卵泡刺激素分子结构缺陷，或性腺细胞膜受体的缺陷。原发性性腺功能减退症的特征为阴茎、睾丸偏小、性激素水平低下，以及血清LH和FSH水平较高等。

因此，当男孩14岁仍未出现阴茎、睾丸的长大，以及阴毛、腋毛、胡须生长，需要及时查明病因，明确是原发性还是继发性病因导致性腺发育延迟及障碍，及时予以治疗。

（王　斐　李　妍）

06　男童青春期延迟有家族遗传吗？

15岁的大男孩晨晨，是一名初三的中学生，学习成绩优异。晨晨的妈妈最近却忧心忡忡，因为她发现晨晨身高总也不长，个子是班里男同学中最矮的。因此趁着周末的时间，妈妈赶紧带着晨晨来到了上海市儿童医院内分泌科就诊。

医生见到晨晨的第一印象是他不像同年龄的男孩，因为15岁的男孩多半已经长了胡须、喉结，并且变了声。但是晨晨还长着一张娃娃脸，没有一处痤疮，也没有胡须、喉结，还是童声。接下来，医生给晨晨做了仔细的查体，身高157 cm，体重45 kg，身高相当于12岁半男孩的平均身高水平。外生殖器检查发现晨晨的睾丸和阴茎都没有发育，睾丸是 3 mL，阴茎是 4 cm，男孩睾丸大于 4 mL 才提示开始进入性发育期。医生还特意询问了晨晨鼻子闻味道有没有异常，还给他做了检测，发现他的嗅觉没有问题。晨晨的爸爸和妈妈个子都比较高，爸爸身高是 175 cm，妈妈是 165 cm。在问到他们的性发

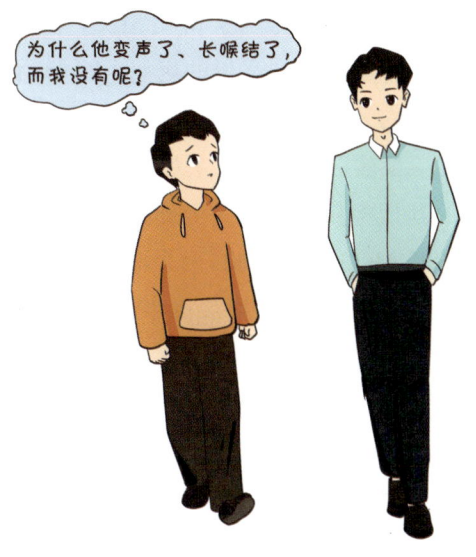

育时间时，妈妈对她的月经来潮时间印象特别深，因为来得比较晚，是在高中一年级才来的。晨晨爸爸对自己的性发育时间记不太清楚了，好像是和当时大多数孩子的发育时间差不多。晨晨出生是足月顺产，出生时很正常，身高 50 cm，体重 3 500 g。晨晨在 10 岁之前个子在班级里算是中等，可是 10 岁后的身高与同班男同学相比，就越差越远了。

  详细了解了晨晨的情况，医生安排他首先做了以下检查，睾丸 B 超、骨龄和性激素。睾丸 B 超提示双侧睾丸大小比同龄儿童小，未见其他病变。骨龄反映的是骨骼发育年龄，晨晨的骨龄只有 12 岁，比他的实际年龄足足小了 3 岁。性激素检查水平都比较低。从目前晨晨的情况分析下来，他是体质性生长与青春期延迟，也就是通常说的"晚长"的可能性很大。男孩青春期延迟是指 14 岁还没有出现性发育迹象。其中，体质性生长与青春期延迟是一种良性的青春期发育延迟。这些孩子除了性发育比一般儿童晚，身高增长也慢，身高与同年龄的儿童相比差距也比较大，但是一旦他们进入了青春期，青春期的身高突增还是会如期出现，最终的身高可以达到正常人的水平甚至

会更高。与遗传因素密切相关,家族中尤其是父母中往往有类似的晚发育现象。像晨晨的妈妈,也同样存在晚发育,她读高中一年级17岁左右才月经初潮。

虽然医生分析下来晨晨"晚长"的可能性大,但是导致青春期延迟的其他疾病也不能完全排除。医生进一步为晨晨做了LHRH激发试验和HCG激发试验,两个激发试验结果提示晨晨的性腺轴的反应都正常。因此,医生嘱晨晨半年来医院复诊。转眼间半年过去了,15岁半的晨晨再次来到医院复诊,经过查体医生发现晨晨的睾丸6 mL,提示他已经进入了青春期,这说明他的确是体质性生长与青春期延迟,晨晨和爸爸妈妈悬着的心终于放了下来。1年后,也就是晨晨16岁半的时候,他又来了医院一次,这次是想看看他的身高还能长多少,这时晨晨的身高是168 cm,给他检查了一下骨龄,发现他还有10 cm左右的生长空间,也就是预测最终能长到178 cm左右,晨晨对这个身高很满意。

晨晨的这种情况,是暂时性的青春期延迟,不需要治疗。但是,临床上有些孩子表现和晨晨相似,但不是暂时性的,而是一种叫低促性腺激素性性腺功能减退症的疾病导致的。这种疾病除了有第二性征不发育外,40%~60%还伴有嗅觉缺失或嗅觉减退。有些孩子还可能伴有其他表现,比如颅面中线畸形、短指(趾)、并指(趾)畸形、骨骼畸形或牙釉质发育不良和肥胖等。低促性腺激素性性腺功能减退症如果不给予药物治疗,绝大多数不会自行进入青春期。这种疾病多数能找到突变的基因,部分有家族遗传,也就是家族中有相同的患者,但是也有一部分患者没有家族史,而是由于患者本身的基因自发突变造成的。

(周莎莎　刘庆旭)

07　男孩身材矮小与青春期延迟有关系吗？

孩子的身高增长是一个连续的过程，在不同的年龄阶段，孩子的生长速率是不同的。出生后第 1 年，身长可增长 25 cm 左右，第 2 年增长 10～11 cm，3 岁后的年生长速率为 5～7 cm，男孩 11 岁后进入青春期会出现第二次身高快速生长（称为青春期生长突增），此期内身高可增长 20～25 cm。而男孩青春期的这种快速生长是由于下丘脑-垂体-睾丸轴功能的启动，雄激素、雌激素大量分泌所造成的，与生长激素联合作用，是造成青春期生长突增的原因。由此可见，男孩如果一直不发育，没有雄激素和雌激素的作用，是不会有青春期生长突增的，与同龄青春期男孩相比，身高会有明显受累。由此可见，身材矮小的原因在不同年龄段是不同的，男孩身材矮小与青春期延迟是有关系的，其中暂时性青春期延迟的男孩早期身材偏矮，在青春期发育时会自行追赶上去，但如果是病理性因素造成永久性青春期延迟，则身材会一直矮小。所以说，青春期延迟的男孩绝大多数会身材矮小。

是不是所有的青春期延迟的男孩都是身材矮小的呢？显然也有例外，有一种染色体疾病导致的青春期延迟——克氏综合征（详见本篇第 20 个问题），这种患者大多数染色体核型为 47，XXY，主要表现为睾丸一直不发育，同时伴有特殊的外貌和体型——身材高大、骨骼细长。这些患者小时候跟

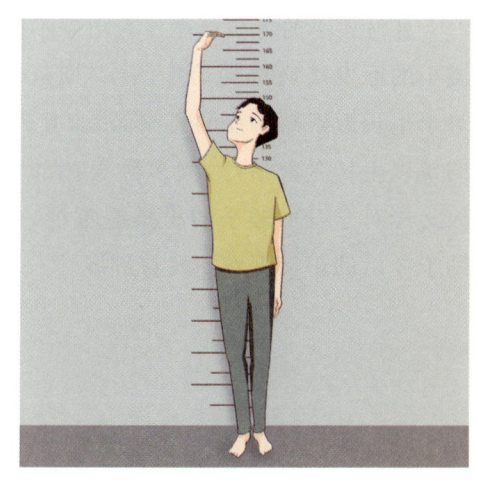

同龄男孩一样,到青春期发育开始逐渐出现"不一样",多数成年后才被诊断。这些患者基本无青春期发育,主要与多了一条"X"染色体有关。

那么反过来,身材矮小的男孩都会造成青春期延迟吗?当然不是。严格来说,身材矮小是一种临床表现,导致身材矮小的病因和疾病众多。我们来看一下男孩身材矮小的常见病因:

与下丘脑-垂体的结构和功能异常相关

常见的是单纯性生长激素缺乏症;患垂体肿瘤的孩子可能会同时出现身材矮小、**青春期延迟**、甲状腺功能减退、肾上腺功能减退等。

颅脑损伤

如围产期损伤、颅底骨折出血、放射线损伤、脑炎后遗症等。

其他内分泌和非内分泌疾病

如先天性甲状腺功能减退症、先天性肾上腺皮质增生症、性早熟、小于胎龄儿、**体质性青春期延迟(俗称晚发育)**、染色体畸变、骨骼发育障碍、慢性疾病、营养不良、精神心理因素等。

身材矮小的男孩可能伴有出现不同程度的青春期延迟,只要身材矮小的原发疾病得到治疗,青春期延迟的问题也会有所改善。比如对于生长激素缺乏症的男孩而言,其青春期发育普遍会偏晚,只要早期予以生长激素治疗,大多数男孩的青春发育年龄不会超过14岁。故父母对于身材矮小的男孩应重视,应尽早就医,早期明确病因,有助于今后的正常青春期发育进展。

(许丽雅)

 **08   孩子迟迟不发育，医生会做哪些检查？**

女孩超过 13 岁，男孩超过 14 岁还迟迟不发育，没有任何第二性征出现，称为青春期发育延迟。青春期发育延迟的儿童到内分泌科就诊，需要完善以下检查来鉴别孩子的青春期延迟是暂时性的，还是疾病因素导致的。如果是疾病导致的，需要明确具体病因。

性激素

包括黄体生成素（LH）、卵泡刺激素（FSH）、睾酮、雌二醇等。如果 LH、FSH 明显增高，提示性腺（男性睾丸、女性卵巢）功能不良。睾酮可以评估睾丸功能，雌二醇可以评估卵巢功能。抗米勒管激素和抑制素 B 通常应用于睾丸功能的评估。

肾上腺相关激素

包括促肾上腺皮质激素、皮质醇、孕酮、17-羟孕酮、硫酸脱氢表雄酮、雄烯二酮等。有些肾上腺疾病也会导致性发育延迟，通过这些激素水平的检测，可以了解有无肾上腺疾病。

染色体及 SRY 基因

某些染色体疾病可以导致性腺发育不良，孩子迟迟不能正常性发育。通过染色体检查可以明确染色体性别与外生殖器表型是否一致,以及是否存在染色体数量或者结构异常。SRY 基因是性别决定基因,SRY 基因异常也会造成性发育不良。

内分泌功能试验

GnRH 激发试验:使用戈那瑞林 2.5 μg/kg(最大剂量≤100 μg)生理盐水稀释后静脉注射,分别于注射前和注射后 30 分钟、60 分钟、90 分钟抽取静脉血测定 LH、FSH 水平。通常情况下戈那瑞林激发后,LH 峰值会比基础值高 3~6 倍,FSH 增高 20%~50%。该检查用于评估下丘脑-垂体-性腺轴的功能。垂体病变者表现为反应低下或者无反应。而下丘脑有病变者可以反应低下或者有正常反应。HCG 兴奋试验:用来评估睾丸间质细胞功能,根据不同年龄选择不同剂量的 HCG,每天或隔天肌内注射,共注射 3 次。分别于第一次注射前和第三次注射后的次日晨抽取静脉血检测睾酮、双氢睾酮、雄烯二酮。青春期年龄 HCG 激发后睾酮比激发前增加 2~3 倍以上提示睾丸间质细胞功能正常。

B 超

盆腔 B 超可以观察女孩子宫、卵巢大小及有无病变,睾丸 B 超可以观察男孩睾丸大小及有无病变。无论男孩还是女孩,常规还要做肾上腺 B 超,了解有无肾上腺的异常。

骨龄

通过拍摄左手正位 X 线片,根据手掌和腕关节的骨骼形态来评定骨骼年龄。性激素低下的孩子往往骨龄有明显延迟,青春期发育延迟者,骨龄可以落后于年龄 2~3 年。

磁共振(MRI)

下丘脑和垂体是大脑中两个非常重要的内分泌器官,它们可以控制人体的性发育。行下丘脑垂体 MRI 检查可以发现各种下丘脑、垂体病变。在低促性腺激素性性腺功能减退症中,卡尔曼综合征的儿童,需要完善头颅 MRI 明确有无颅内嗅球或嗅束异常。

其他检查

当怀疑孩子存在慢性系统疾病或者营养不良导致的性发育延迟,需要完善血常规、尿常规、肝肾功能、电解质等检查。性发育延迟儿童同时存在身材矮小者,还需要检测生长激素、胰岛素样生长因子、甲状腺激素等指标。根据上述检查,如果发现可疑基因异常导致的性发育延迟,需要进一步完善基因检测。

(周莎莎　刘庆旭)

09　青春期前男孩可以评估性腺功能吗?

青春期是人生中一个非常重要的阶段,是孩子从稚嫩走向成熟、获得生殖能力的必经之路,因此很多家长都关注到了青春期的重要性。家长觉得要赢在起跑线上,体检评估也要趁早,因此在门诊中时常会碰到家长带着儿童期甚至婴幼儿期的孩子来咨询发育情况;还有带着已经检测好的性激素报告,指着一系列小于检测范围的性激素检查结果非常焦虑地问医生是不是有问题?

要知道孩子的激素水平是个动态不断成长的过程,任何的激素检测不是只看一个参考范围,应该结合小朋友的年龄、外生殖器特点等综合评估。在青春期前性腺轴是静息的状态,所以基本的检查是没有办法区分性腺轴是正常静息状态还是性腺轴有疾病。那青春期前男孩需要评估性腺功能吗?需要做什么检查来评估性腺功能呢?答案是可以的。下面我们来讲讲怎么正确合理地评估性腺功能。

第一步：至专业的儿童内分泌科门诊进行体检评估。内分泌医生要评估性发育和年龄的匹配程度，是否存在性早熟、性发育延迟、性发育不良。

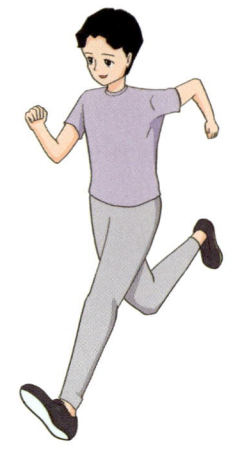

一般来说，若男孩9岁以前出现第二性征，视为性早熟。睾丸增大（体积≥4 mL）是男孩青春期最早出现的征象，平均年龄为11.5岁。但这常常不容易被发现，当进一步出现了生长加速、阴毛、腋毛、胡须、痤疮甚至变声后，家长才会想到是不是早发育了来就诊，但这时候发育往往已经进入中后期，错过了发育初始阶段的评估，最终会影响成年身高，因此需要到门诊就诊进行检查。

若男孩超过了14岁还没出现第二性征，应考虑性发育延迟。性发育延迟最常见的病因是体质性青春期延迟（也就是平常大家说的"晚发育"），但更需要就诊以排除一些疾病如染色体疾病、高或低促性腺激素性性腺功能减退症等。

性发育不良可以发生在男孩成长过程中的任何阶段，如果疾病越严重，往往外生殖器发育越差（男性化不足表现为外生殖器模糊不清，阴囊发育似阴唇，阴茎发育似阴蒂等），且起病年龄早（大多在生后至婴幼儿阶段就有明显的外生殖器异常），这些由于有明显的临床表现往往能及时就诊。但是有一些单纯的小阴茎、轻度的尿道下裂、小睾丸、隐睾等往往容易被忽略，这一类型也需要到内分泌科门诊来评估。

综上所述，家长若担心孩子发育有问题，那就来内分泌科门诊进行一次体检评估，体检简单快速、无创、无危害，无论哪个年龄段的男孩都可以进行体检。如果门诊就诊体检评估后内分泌科医生觉得外生殖器发育与年龄不匹配（无论是性早熟、性发育延迟，还是性发育不良,总之就是不匹配),那才需要第二步:进一步完善一些检查评估性腺轴功能。通过测定性激素(血睾酮、孕酮、雌二醇、FSH和LH等激素水平)、甲状腺功能、肾上腺相关激素(ACTH、皮质醇、脱氢表雄酮、17-羟孕酮)、骨龄、超声(肾上腺和性腺超声)等进行初步评估,根据结果可选择进一步的检查比如染色体核型、GnRH试验、HCG试验、ACTH激发试验、垂体MRI平扫、基因检测等来协助诊治。

(龚 艳 蒋明玉)

10 男孩发育延迟为何要查染色体?

人的性别有三种分类方法:染色体性别、性腺性别及外生殖器表型性别。性发育过程主要分为三大阶段:①胚胎期性别决定和性别分化阶段;②胚胎期下丘脑-促性腺激素轴的发育阶段;③婴幼儿下丘脑-促性腺激素轴的发育阶段。其中性别决定是指具有两性潜力的性腺发育为睾丸或卵巢的过程,性别分化是性腺发育过程中生成相应的激素调控器官的过程。

内生殖系统的分化:具有两性潜能的原始生殖嵴在胚胎第4或第5周时形成,男童存在Y染色体的情况下,在6周前后原始生殖嵴开始分化为睾丸,因此染色体性别是人重要的性别分类之一。

染色体检查是指染色体核型分析,男性正常染色体核型是46,XY,其中44条是常染色体,2条是性染色体,2条性染色体分别是1条X染色体和1条Y染色体。染色体的分析主要包括染色体的结构、染色体的数量及染色体上面基因的排列顺序的分析,染色体检查是评估遗传基因结构方面最常用的一种方法,对于后代的评估及本身疾病的预测都具有很重要的意义。

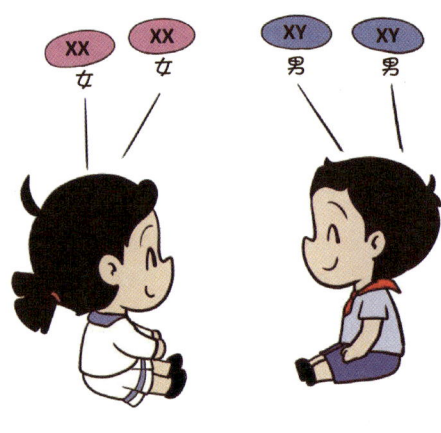

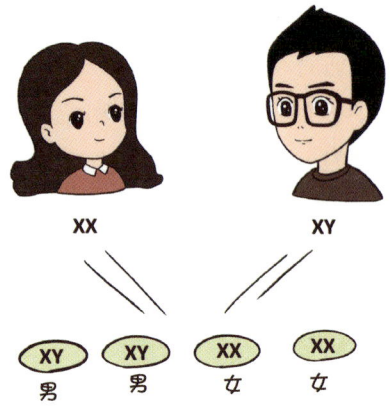

男孩超过 14 岁，如仍未进入青春期，则称为青春期延迟。究其原因，可能为体质性青春期发育延迟，但也可能是性发育异常。体质性青春期发育延迟，即我们通常讲的"晚发育"，这是一种生理变异，而非病理现象，不存在染色体的异常。而病理性的性发育异常很多存在染色体的异常。

临床上多种染色体异常造成男孩患性发育延迟相关疾病，下面讲个克氏综合征案例：有一个叫磊磊（化名）的 16 岁的男孩，因为没有出现第二性征，父亲带他来到了上海市儿童医院内分泌科门诊。医生初步做了问询和查体，发现磊磊全身体毛发育差，阴毛、胡须稀少，没有腋毛，睾丸小（3 mL）并且质地硬。没有喉结，皮肤细白，骨骼较细，四肢相对较长，身材较高大（180 cm）。医生给磊磊开了化验单，并且告诉磊磊父亲，1 个月后再来复诊，1 个月后磊磊父亲忧心忡忡地来到医院复查，因为他拿到的报告单上显示出异常，报告显示染色体核型多为 47，XXY。医生告诉磊磊父亲磊磊比正常男性多了一条 X 染色体，这种情况考虑克氏综合征，并且目前没有出现明显的第二性征是由于这种染色体异常的疾病造成的。医生告诉家长克氏综合征的男孩，性育性征发育延迟 1~2 年，甚至不发育，外阴发育差，阴茎较正常短小，多小于 3 cm。睾丸小而质地坚硬，体积仅为正常人的 1/3 或长度小于 2 cm，睾丸小是克氏综合征最典型的表现。医生也简单说了下磊磊将来的预后，成年后可能性欲低下或丧失，性功能不良，甚至无性交能力。多数患者出现阴茎能勃起，也可射精，但精液中无精子或精子量极少，97％的患者因无精症而不能生育。由于睾丸内的雄性激素转变成雌激素增多，卵泡刺激素（FSH）分泌增高，血中雌激素与雄激素比例失调，导致产生各种女性化性状。

基于上面的介绍和案例分析，我们可以得出结论，染色体核型分析可发现特征性染色体异常改变，男孩性发育延迟需要查染色体，是一些疾病的确诊依据。

（刘庆旭　周莎莎）

11　SRY 基因是什么？

性别的分化是一个连续复杂的过程，SRY 基因，即男性性别决定基因，指 Y 染色体上具有决定男性性别的基因片段。SRY 基因功能的正常发挥是男性性器官正常发育的重要前提。SRY 基因本身的表达也受到许多因素的影响，在胚胎发育过程中，SRY 基因功能发挥的时空特异性，是在特定的时间、特定的组织中进行的一系列复杂事件。SRY 基因作为转录因子调节其下游基因的表达，对性别决定起开关控制作用。调控过程中的 SRY 基因缺陷会影响性别分化过程，产生 46，XY 性发育异常。由此可见，SRY 对性别决定尤为重要。基因突变或部分缺失会导致部分型性腺发育异常,外生殖器呈女性或性别模糊,患者也可以导致完全型性腺发育不良,导致 46,XY 女性性反转。

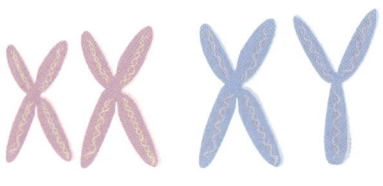

我决定女性　　　　我决定男性

临床上性别决定基因 SRY 造成男孩患者性发育异常相关疾病,下面讲个性反转的案例:有一个叫蕾蕾(化名)的 14 岁的女孩,因为没有出现第二性征,母亲带她来到了上海市儿童医院内分泌科门诊。医生初步做了问询和查体,发现蕾蕾完全是女性表型,但是没有乳房发育。医生给蕾蕾开了化验和超声,性激素显示 FSH 和 LH 分泌增高,但雌激素和睾酮却低到检测不到,超声显示蕾蕾有子宫和卵巢,但是卵巢呈条索样。医生让告诉蕾蕾母亲染色体检测 1 个月后出来。1 个月后蕾蕾母亲拿到的报告单上显示出异常,报告显示染色体核型为 46,XY,医生告诉蕾蕾母亲蕾蕾居然是男性染色体,却没有睾丸,而且有卵巢和子宫,激素水平显示是性腺功能低下,且问题并非出在垂体,而是性腺。医生告诉蕾蕾母亲这种情况极为罕见,是性反转,需要进一步做 SRY 基因检测。1 个月后的 SRY 基因检测结果显示,基因外显子有缺失。医生告诉蕾蕾母亲蕾蕾目前没有出现明显的第二性征是由于这种 SRY 基因异常造成的。医生告诉家长 SRY 基因异常的孩子,染色体核型为 46,XY,外生殖器表现为女性,并有子宫、输卵管及条索样性腺组织,患者可发现 SRY 基因突变或缺失。医生也简单说了下蕾蕾将来的预后,由于是条索状的性腺,后续蕾蕾的条索状性腺需要手术切除,以防止恶变。

SRY 基因如果转位到 X 染色体或常染色体则可导致 46,XX 性发育异常,即 46,XX 男性性反转。此外,各种性染色体异常也会表现出 SRY 基因免疫荧光数目的异常,有利于染色体性发育异常的鉴别,可以结合染色体检测同时确定某种疾病。基于上面的病例和分析，我们可以得出结论，SRY 基因与多种性发育异常有关，SRY 基因的突变或功能丧失可以导致染色体为 46，XY 的患者性反转，是性发育异常的重要原因之一。

（刘庆旭　周莎莎）

 AMH、INHB 是什么激素？

睿睿是个 16 岁的高中二年级学生，平时沉默寡言，性格孤僻，不爱与他人沟通，有点自卑。今年身高 148 cm，体重 36 kg，周围同学都"蹿个子"了，他独自一人慢悠悠地长着。这天，他被爸爸妈妈强行带到儿童内分泌科诊室。医生对着妈妈问道："带小孩来看身高的？都 16 岁了，怎么不早点来看？"妈妈很不好意思，解释道："我们以为再等等，小孩总会长。后来有个城里来的医生到村里来义诊，看了这个小孩说他还没发育，还说一般男孩最晚 14 岁要发育，让我们到医院好好查查。"爸爸说他们家三代就这一个男孩。专家了解完病史，仔细体检完告诉家属说："你家孩子属于男性青春期延迟，要做一些检查，包括性激素、AMH、INHB、染色体、B超和骨龄等。"

对于性激素、染色体、B超及骨龄，医生解释后睿睿爸爸妈妈都能听明白，但说到还要做 AMH 和 INHB 爸爸妈妈就不能够理解了。对于男性青春期延迟的小孩，像睿睿这样，为什么内分泌科医生还要帮他检查 AMH 和 INHB？

抗米勒管激素（AMH）是转化生长因子 β(TGF-β) 超家族成员之一，因其能引起米勒管退化，又称米勒管抑制素。1953 年被 JOST 发现，由卵巢的颗粒细胞和睾丸的支持细胞分泌，在调节细胞发育及分化中起重要作用。AMH 是男女性腺功能的重要标志物之一，在男性 AMH 主要由睾丸支持细胞产生，始于胚胎形成期并贯穿生命始终。

在男性胎儿的发育过程中，AMH可使米勒管退化，形成正常发育的男性生殖道；在女性AMH主要由卵巢的颗粒细胞产生，从青春期开始，血清AMH水平随着年龄的推移缓慢降低，并在更年期降低到检测不到的水平。

AMH的生物学特点：其化学根本即二聚体糖蛋白，即一类肽类生长因子。它是转化生长因子β的一员，人身体的AMH型基因处在19号染色体（19p13.3），借助卵泡部分自行分泌与从旁分泌渠道，与其Ⅱ级受体（AMHR Ⅱ）融合凸显出生物学成效，在人身体性腺器官生长期间起到尤为关键的功能。在男性身体之中，其生理作用是促进睾丸的成长与分化。在女性身体中，AMH由卵巢中颗粒细胞分泌，与卵巢的储备功能有关。

男性体内抑制素的重要生理形式为抑制素B（INHB），由α和β两个亚单位连接而成。血清INHB水平与生精上皮密切相关，青春期前完全由睾丸支持细胞分泌，直接反映了睾丸支持细胞的功能。INHB是由人类生殖系统细胞分泌的重要激素，女性体内INHB在卵巢的颗粒细胞中表达，直接参与卵泡生成发育的调控，对卵巢早衰、卵巢储备功能降低、多囊卵巢综合征的诊断和治疗都有临床指导意义。

INHB的生物学特点：即转化生长因子β的一员，即糖蛋白激素的一种，相对分子质量约为32 000，在卵巢中由中、小窦卵泡的颗粒细胞产生，在窦前卵泡期施行分泌。颗粒细胞体现为脉冲型分泌INHB，并自卵巢静脉进至循环。血清之中INHB可抑制FSH的分泌和合成，又可以阻碍GnRH对于其受体产生的上调功能，减小现存的GnRH受体总量，而较大浓度INHB能够促使细胞之中促性腺激素产生的降解，由此影响优势卵泡形成，从而反映卵巢储备功能。

AMH、IHB与儿童性腺发育异常生理和病理变化密切相关：AMH在性腺分化时男性胚胎米勒管退化及性腺发育过程中起关键作用，与AMH Ⅱ型受体共同参与生殖细胞调控；INHB在人体内参与下丘脑-垂体-性腺的负反馈调节机制，能反映卵巢储备功能和睾丸曲细精管功能等。临床上，内分泌科医生常常检测 AMH 和 INHB 来评估性早熟或青春期延迟男孩的睾丸发育状况。

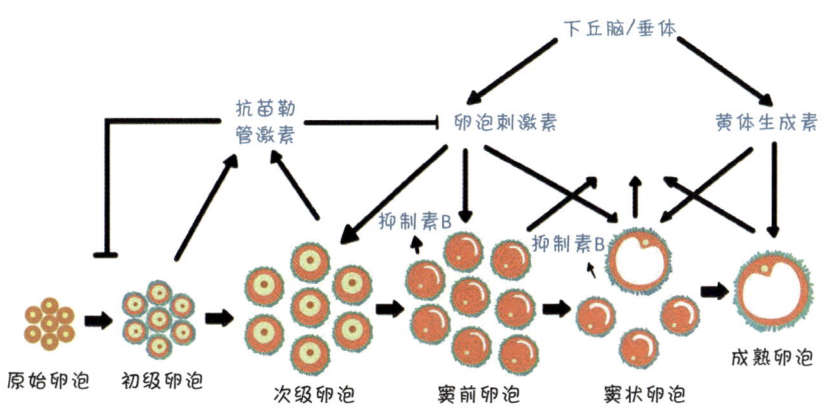

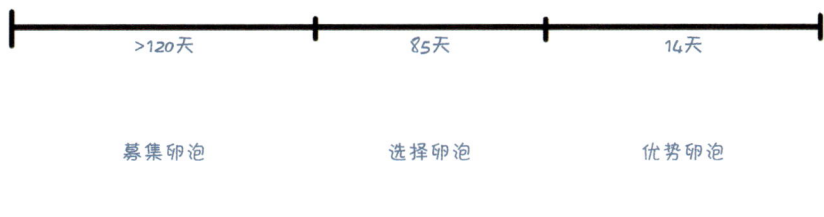

（蒋明玉　龚　艳）

 13　睾丸 B 超检查会损伤睾丸吗？

有时候孩子会感觉害羞，但在内分泌科就诊的过程当中，评估睾丸仍旧是必不可少的重要过程。经过专业训练的医生将通过检查睾丸的大小、质地、形状等，来判断睾丸发育是否正常。

睾丸检查主要包括体检和相关辅助检查。医生对睾丸的体检被称为触诊,主要是通过触摸阴囊来评估睾丸的实际情况,主要包括睾丸的大小、质地、硬度、空间占用、活动度、有无触痛和压痛等。除了医生触诊之外,还需要做一些相关的辅助检查来帮助判断;常规主要有血液检查和影像学检查,比如可以通过血液检查来了解性激素的水平;而影像学检查包括睾丸超声、睾丸磁共振等,可以帮助精确地测量睾丸的大小、质地、血流供应、有无占位情况等。一些睾丸疾病比如鞘膜积液、睾丸肿瘤等则必须通过影像学检查来辅助诊断,那么在临床上医生最常选择的影像学检查便是睾丸B超。

父母们最担心的莫过于睾丸B超有没有辐射?会不会对睾丸的功能、将来的发育甚至生育产生影响。但随着现代医学的普及,"做B超是没有辐射的"已经成为日常医疗中的共识了。

但我们依然可以借这个机会共同学习一下超声的简单原理。

超声主要是利用压电效应,即用陶瓷类或者晶体类的一些材料,通过导电产生超声波。超声波的频率在 2 000 Hz 以上,作为一种声波,它通常有两个属性,即振动属性和热效应。B超属于超声波,不存在电离辐射和电磁辐射,是一种声波传导,没有X线的穿透力及致细胞畸变的能力,所以再次请家长放心,超声检查对人体不会产生辐射伤害。从理论上来说,如果声波密集,在某一固定地点聚集时间较长,会有热效应,热效应达到一定程度时,可能会对人体组织产生一定的影响,影响细胞里的物质,简而言之,大功率、长时间的超声波可能会对身体产生影响,但是医学上使用的B超检查的强度非常低,几乎不会产生热效应,而且超声检查时间较短,更不会在一个部位停留很长时间。因此,它的热效应可以忽略不计。

因此,B超是一项无创、无辐射、对人体几乎没有损伤的检查手段。而在日常医疗中,它又有快速简便、价格低廉的优点,可以用于对孩子的发育进程进行持续、连贯的评估,是内分泌科医生手中的一把"利器"。合理利用B超进行检查是不会对身体造成伤害的。家长可以根据医生的意见进行睾丸超声检查，以便更好地判断孩子的情况。

（张　颖　袁丹丹）

14 促性腺激素释放激素激发试验在青春期延迟诊断中的意义是什么？

青春期延迟是指男孩在年满 14 岁后仍然没有第二性征的发育，即睾丸仍然小于 4 mL。而引起青春期延迟的原因有很多，有和遗传密切相关的体质性青春期延迟，也有下丘脑或脑垂体疾病使得激素无法正常分泌的一类疾病，还有睾丸本身的疾病导致孩子无法发育的情况。这些疾病我们会在之后的问题中为大家做更为详细的介绍。

当孩子确定属于青春期延迟的时候，医生需要做一些血液检查来评估孩子的性激素水平，用以分辨孩子究竟属于哪一类青春期延迟。在成人中，血液中的性激素会随着生理周期而产生变化，或是稳定在一个较高的、易于检测和分辨的水平上，但是儿童期生殖器的发育很缓慢，处于幼稚状态，性腺的发育有赖于下丘脑-垂体-性腺轴的调控，青春期前孩子的性激素是处于被抑制的状态，当我们进行随机的血液检查的时候，绝大部分的性激素都处于非常低的水平。因此，随机的性激素检查无法准确地判断孩子，尤其是判断一个青春期延迟的孩子真实的性激素水平。此时医生需要做一些特殊的检查来帮助判断发育的程度，或是预估这个孩子有无自然发育的条件。这个检查就是 GnRH 激发试验。

GnRH 是青春期发育"司令部"——下丘脑分泌的一种释放激素，它将发育的指令传达至垂体，使其释放 FSH 和 LH，这两种激素再作用于性腺——男孩的睾丸或是女孩的卵巢，调节生殖功能。当我们需要这个检查的时候，医生会用人工合成的 LHRH 来模拟这个过程，刺激垂体前叶，以评估垂体对下丘脑指令的反应程度，从而为临床提供诊断依据。因此简单来讲，GnRH 激发试验的目的主要是检查大脑对性腺发育的调控功能是否正常。

GnRH 激发试验最常用的药物是戈那瑞林，试验的过程是这样的，所检验对象首先空腹进行采血，测 LH、FSH、T（睾酮）、E_2（雌二醇）等性激素作为基础值，然后根据体重静脉推注一定剂量的戈那瑞林，分别于注射后 15、30、60、90 分钟取血，之后需要及时分离血清，将标本置于 -20 ℃冰箱保存，最后检测所有标本的 LH、FSH 等激素水平。专业的儿童内分泌科医生将承担起解读 GnRH 激发试验结果的重任，这个过程需要结合孩子的临床表现、家族史和其他相关检查比如下一个问题所提到的 HCG 激发试验，并综合判断。通过该检查可以判断下丘脑-垂体的功能情况，对诊断青春期延迟的分类有很大帮助，而只有清楚地判别了原因，才能更好地为孩子选择下一步的治疗方案。

（张　颖　袁丹丹）

15　人绒毛膜促性腺激素激发试验又是怎么回事？

谈起"人绒毛膜促性腺激素"大家或许不太熟悉，可说到"HCG"很多人却又闻之色变："医生，这不是怀孕时才需要做的检查吗？"

请先不要紧张。

基于前文的许多科普，我们或许已经开始了解人体的性腺发育是受到下丘脑-垂体-性腺轴的调控，比如 GnRH 激发试验是用来检查大脑对性腺发育的调控功能是否正常的一种试验方法。那么人绒毛膜促性腺激素激发试验（HCG激发试验）则是通过检查血浆中睾酮的含量的变化以评估睾丸功能的一种试验方法，也是性发育检查中最重要的试验方法之一。

首先让我们来了解一下HCG，它是由胎盘的滋养层细胞分泌的一种糖蛋白，它是由α和β二聚体的糖蛋白组成，是分子量为36 700的糖蛋白激素。如果将垂体分泌的FSH（卵泡刺激素）、LH（黄体生成素）比作促使睾丸中的间质细胞合成并分泌睾酮的"金钥匙"，那HCG中α亚基就是一把极为相似的"盗版钥匙"，在医生的指挥下，它会将"请分泌睾酮"的指令下达到睾丸。因此，男性在注射HCG后，血浆睾酮会出现显著升高，以此证明睾丸的功能是正常或是活跃的。换言之，当一些孩子存在睾丸发育不良、睾丸功能衰竭等疾病时，睾丸无法对外界的指令做出适当的应答，那睾酮就无法正常升高了。而有一些孩子，睾酮水平虽然能经过HCG的刺激有所升高，但更下游的双氢睾酮水平却纹丝不动地处在低值，那就能从另一个角度反映一些特殊的性发育不良疾病，如5α-还原酶缺乏症，如果有兴趣的话，你可以在后续的问题中阅读到更详细的内容（参见男孩原来是女孩？——5α-还原酶缺乏症）。

HCG激发试验所需的药物是绒促性素药物，最早是从孕妇尿液中提取的HCG，现在也可以使用重组HCG。试验的过程是：先对被检查的孩子进行采血，测睾酮、双氢睾酮等指标作为基础值，然后肌内注射HCG 3次，每天一次或隔天一次注射，在最后一次用药的次日再次抽血，复测睾酮、双氢睾酮等指标。最后将两次检查的数值进行比较和分析。

对于结果的判读仍旧需要专业的儿童内分泌科医生来参与，需要结合孩子的临床表现、家族史和其他相关检查综合判断。该项试验对于诊断睾丸功能衰竭与5α-还原酶缺乏症等性发育异常或青春期延迟类疾病具有不可替代的重要意义。

表 HCG 激发试验

方法一	注射前	第 1 天	第 3 天	第 5 天	第 6 天
方法二	注射前	第 1 天	第 2 天	第 3 天	第 4 天
项目	抽血化验	HCG 肌内注射	HCG 肌内注射	HCG 肌内注射	抽血化验

（张　颖　袁丹丹）

16　为什么部分青春期延迟的孩子会出现嗅觉障碍？

男孩 14 岁了还没有开始发育正常吗

在通常的认知中，和唯恐避之不及的"早发育"相对，晚发育是很多家长眼里的"宠儿"。但男孩 14 岁后仍没有第二性征出现，双侧睾丸小于 4 mL，那就属于青春期延迟（DP）。

青春期延迟可能会影响到孩子的生长发育，同时也会不利于孩子的心理健康，甚至影响到成年后生育。青春期延迟也会和一些综合征有关，需要家长留心生活中的细节才能发现蛛丝马迹，比如之后我们要谈到的卡尔曼综合征（Kallmann 综合征）。

因为孩子不发育就诊，医生为什么要问孩子嗅觉有没有问题

医生是想要了解孩子有没有嗅觉障碍。

孩子的嗅觉异常平时不太容易发现，所以日常生活中家长可以关心孩子对于刺激性气味是否有反应，如酒精、醋、香水或是臭味。如果怀疑孩子存在嗅觉障碍，通常可以到耳鼻喉科做一些相关的检查。

而当嗅觉障碍合并了青春期延迟，那就需要考虑孩子是不是卡尔曼综合征。

卡尔曼综合征是怎么引起的？还有什么其他症状吗

一些基因的突变可以影响到大脑性发育相关的部分，也同时影响胎儿嗅觉的发育，这些变化会影响到激素的分泌，从而使得青春期的启动、性发育的成熟受到影响。这些基因包括 ANOS1（KAL1）、FGFR1 等，因此从症状上考虑孩子是卡尔曼综合征时，医生会建议完善基因检测。

卡尔曼综合征的男孩在青春期会表现为隐睾或是睾丸不发育、阴茎短小、没有阴毛，女孩则会表现为乳腺不发育、原发性闭经。而嗅觉减退是诊断的重要特点。其他症状在卡尔曼综合征的患儿中并不典型，可以有肾脏发育不全、牙齿发育不全、耳聋或听力障碍、唇腭裂、肥胖等。

诊断和评估过程中需要做哪些检查

在青春期，卡尔曼综合征的激素水平通常也远低于同年龄的青少年，除了最基本的体格检查、骨龄测定以外，还需要进行一些特殊的内分泌检查，如 GnRH 激发试验可以帮助诊断大脑性发育的"司令部"是否正常，HCG 激发试验能评估睾丸的功能。嗅觉障碍方面，头颅 MRI 可以看到大脑中嗅球、嗅束的结构，在小年龄孩子无法准确描述嗅觉情况的时候，能帮助医生做出诊断。

卡尔曼综合征可以治疗吗

现在我们大致知道，性激素分泌不足是引起青春期延迟的重要原因，所以在治疗过程中，在合适的时机使用适量的性激素非常重要。比如女性使用雌激素可以促进乳房发育，雌孕激素联合使用可以形成月经周期，但不能诱导排卵；同样，男性使用雄激素可以使得阴茎长度增加，刺激阴囊发育，但无法形成精子。

新技术中，比如 GnRH 泵，能够模拟生理脉冲注射更上一级的促性腺激素释放激素,相当于模拟大脑"司令部"发出性发育的指令,再层层下达到末端的器官,使得整体发育更符合生理规律。

遗憾的是,目前对于卡尔曼综合征中嗅觉异常的问题,还没有很好的治疗方法。而家长在为孩子求医问药的过程中,也一定不能忽视孩子的心理上如自卑、羞耻等问题,进行及时的沟通和疏导。

（袁丹丹　张　颖）

17　普拉德-威利综合征会影响性发育吗?

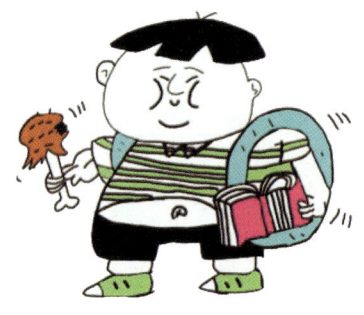

孩子胖一点需要看医生吗

虽然按照传统观点,孩子养得白白胖胖算得上是父母的成就,但随着对于科学喂养认识的普及,越来越多的爸爸妈妈认识到,过度肥胖也是一种病,可能会引起2型糖尿病、心血管疾病等多种问题,有部分肥胖的发生还和一些综合征性的疾病相关。通常建议2岁以上的小朋友采用体质指数(BMI)来评估孩子的肥胖程度,当然体检时我们也需要注意孩子的腰围、臀围及性发育情况。如果出现明显的肥胖,当然需要尽早去儿童内分泌科就诊啦。

因为肥胖就诊,医生却告诉我孩子可能有基因问题

医生在给肥胖的孩子做检查时,也会关心孩子的性发育问题。一般认为,肥胖可能引起发育提前,而与之相反,另一部分肥胖的孩子则会伴随着性发育落后,比如男孩会出现隐睾、小阴茎,女孩则在青春期会有原发性闭经、月经稀发等表现。当同时有两种症状时,医生

就会考虑孩子会不会是普拉德-威利综合征（Prader-Willi 综合征），简称 PWS，根据症状也被称为小胖威利综合征。它是一种染色体异常（15q11.2－q13 区缺失）引起的疾病，除了根据症状进行临床诊断外，还需要做基因检查来帮助更准确地诊断。

孩子是这 2 年吃太多才胖的，应该不会是基因问题吧

PWS 的表现非常复杂多样，在不同的年龄会出现不同的症状：比如在胎儿期会有宫内生长受限，婴儿期也会因为吸吮无力、喂养困难而导致生长迟缓、瘦弱，在婴儿时期可能会有全身瘫软的表现，成长的过程中有时也会显得力气偏小；这些孩子在 4~5 岁食欲开始逐渐旺盛，体重直线上升，出现明显肥胖，并可能伴有并发症。

PWS 的孩子可能有特殊的面部特征，如杏仁眼、小嘴、薄上唇、嘴角下斜、低耳位等。其他可能出现的临床症状包括：生长落后、甲状腺功能减退、脊柱侧凸、骨质疏松等；也会出现严重的学习障碍、语言发育落后、行为问题，如脾气急躁、固执。在未来生育的可能性很低。

所以当孩子肥胖伴随着其他特殊症状时，一定需要去医院进一步检查评估。

如果确诊了 PWS 该怎么治疗

因为 PWS 在不同的年龄阶段面临的问题也不同，医生会根据孩子就诊时所产生的不同症状进行治疗。比如在婴幼儿时期要保证孩子的热量供应，而到了儿童、青少年阶段食欲非常旺盛，则需要严格制定饮食计划。

而 PWS 所导致的性腺发育不良，可以通过 HCG、睾酮等药物帮助隐睾、促进阴茎发育，而 2 岁以内是治疗隐睾的最合适阶段。青春期也可以使用性激素来帮助 PWS 孩子的青春期发育，但女孩子可能因此产生与月经相关的问题，所以医生也会和家长共同讨论用药的方案。

生长激素不仅可以帮助 PWS 孩子解决身高问题,也同样可以增加肌力、改善体脂成分及认知功能。但 PWS 孩子本身大多存在明显的肥胖,因此血糖升高、脊柱侧凸、阻塞性睡眠呼吸暂停发生的概率也就更高,这些都是生长激素使用的禁忌证。所以能否使用生长激素,一定要在医院做好评估之后再进行哦。

(袁丹丹　张　颖)

18　"女孩"原来是男孩——雄激素为什么会不起作用？　案例 1

暑假内分泌科诊区里,来了一个瘦瘦高高的女孩静静,年龄 15 岁 2 个月,已经属于儿科里的大朋友了。妈妈诉说了她们来就诊的目的,原来静静已经是初中三年级毕业的学生了,还没有来月经,班里其他同学都来了;静静情绪不是很好,觉得和大家不一样。

内分泌科医生进一步询问了病史:妈妈怀孕期间一切正常,静静的成长过程都比较健康顺利,家里也否认家族疾病史。爸爸发育年龄是正常的,妈妈大概初中二年级来的月经。有一个妹妹询问外生殖器外观基本正常。

内分泌科医生进一步做了专科查体发现静静很高,身高 175 cm,虽然有乳房发育,但乳腺组织不多,脂肪组织多;正常女性的外生殖器外观,阴唇发育可,没有阴蒂肥大。没有阴毛、腋毛。

内分泌科医生经过病史及查体后,评估静静的性发育程度和年龄非常不匹配,于是进一步安排了一些检查:性激素和肾上腺相关激素、乳房和盆腔超声、染色体等初步的评估。检查结果出来后静静妈妈一个人来到了门诊复诊,说特意没有带静静,因为她搜索了下检查结果让她觉得很严重,静静妈妈声音颤抖地问:"我们家难道不是女孩？这些报告是什么意思？"原来结果回报如下：染色体报告：46，XY，男性核型；盆腔内未见明显子宫、卵巢回声，左侧腹股沟上方可见睾丸回声，另一侧未见；激素结果：正常的青春期发育的水平，但是有非常高的雄激素：睾酮 15.1 nmol/L，双氢睾酮 456.11 pg/mL。根据这个初步的评估，内分泌医生沉重地和静静妈说："静静的遗传性别是男性，有很高的雄激素水平，但是为什么雄激素没有发挥作用导致静静完全是个女性表型，需要进一步完善一些检查包括 SRY 检测、睾丸功能的评估、基因的检查等。"性发育是个复杂的过程，需要完善很多检查才能寻找到病因。经过一系列检查发现静静的雄激素受体基因携带一个致病突变，最后根据静静的临床表现诊断为完全型雄激素不敏感综合征（AIS）。

内分泌各项激素都需要与其特定的受体结合才能发挥其作用，雄激素不敏感综合征是由于雄激素受体基因异常导致雄激素受体活性减弱，性腺器官对雄激素无应答，最终表现为男性化不足的疾病。该综合征是 X 连锁隐性遗传

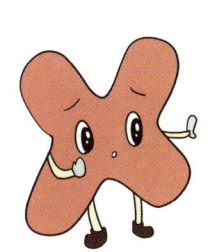
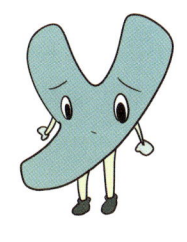

你不该来的

病，也就是所谓的"传男不传女"，1/2 女性子代只是携带致病基因，无表现；而 1/2 男性子代都会发病有临床表现。雄激素不敏感综合征根据男性化不足的程度不同分三种类型：完全型 AIS、部分型 AIS 和轻微型 AIS。完全型 AIS：外观几乎完全女性表型，大多以女性性别抚养，身高一般较同龄女性高（遗传性别为男性，故实际为男性身高）。但无子宫与输卵管，睾丸可位于腹盆腔、腹股沟管或大阴唇等睾丸下降途径中的任何部位。青春期发育后通常以原发性闭经就诊，最后也只能按照女性抚养。部分型 AIS：具有不同程度的男性化表现，抚养性别有男性也有女性，外生殖器表现广泛：从类似正常女性到接近正常男性外生殖器外观表现都有，如阴蒂肥大、阴唇融合、尿道下裂。

这类型由于有外生殖器异常故比较容易诊断,一般在生后至青春期发育前诊断,最终大多以男性性别抚养。轻微型 AIS:男性性别抚养,在青春期后出现男性化不足,如男性乳房发育、阴茎偏小、阴毛稀疏、少精液症或男性不育,一般在青春期或成人期诊断。

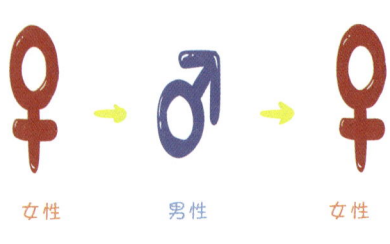

静静社会性别是女性,外生殖器外观也是完全女性的表现,因此是完全型 AIS。虽然静静的遗传性别是 46,XY 男性,但是静静后续需要切除双侧性腺(睾丸)按女性抚养,完全型 AIS 患者血清睾酮水平高于正常的男性,导致血清雌二醇水平高于正常男性,虽然低于正常女性,但仍足以诱导女性第二性征和维持女性的体形特征。但由于缺乏雄激素作用及雌二醇水平相对较低,骨质疏松症的风险较高,因此需要补充适量的雌激素。同时静静的"妹妹"也需进行染色体及性腺功能评估确认遗传性别(是弟弟还是妹妹)。

(龚 艳 蒋明玉)

19 "女孩"原来是男孩——雄激素为什么会不起作用? 案例 2

暑假内分泌科诊区里,来了一个酷酷的短发女孩舒舒,进诊室后妈妈诉说了她们来就诊的目的:原来舒舒从小就比较调皮,经常上蹿下跳,平常穿衣也不喜欢粉嫩的颜色,也不爱穿裙子,像假小子一样。最近有点发育了(10 岁 4 个月)声音有点变粗,另外舒舒妈妈有点支支吾吾了,边说边指着外阴处有点长得不一样了。

内分泌科医生进一步询问了病史:妈妈怀孕期间一切正常,舒舒的成长过程都比较健康顺利,家里也否认家族疾病史。爸爸发育年龄是正常的,妈妈大概初中二年级来的月经。

内分泌科医生进一步做了专科查体:发现舒舒身高和体重都在同龄女孩平均之上,给人感觉比较壮实,皮肤也比较粗糙。查体:没有乳房发育,外阴偏女性,阴蒂长约 2 cm,似阴茎,尿道开口于会阴部,腹股沟可触及包块,无皮肤色素沉着,有阴毛和腋毛,面部痤疮(+)。

内分泌科医生经过病史及查体后:评估舒舒有男性化表现,进一步安排了一些检查,性激素和肾上腺相关激素、乳房和盆腔超声、染色体等初步的评估。等检查结果出来后舒舒妈妈一个人来到门诊复诊,因为她搜索的检查结果让她觉得很严重,她要来了解一下情

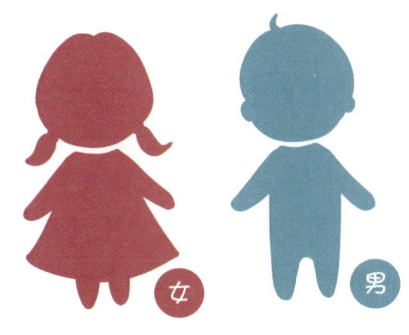

况,毕竟孩子大了。舒舒妈妈很紧张地指着 46,XY 问:"这是男孩的意思吗?"原来结果回报如下:染色体报告:46,XY,男性核型;盆腔内未见明显子宫、卵巢回声,双侧腹股沟可见睾丸回声;激素结果:正常的青春期发育的水平,睾酮非常高 11.8 nmol/L,但是和双氢睾酮 189.1 pg/mL 的水平并不匹配。男性内外生殖器的发育都需要雄激素的作用,睾酮和双氢睾酮都是雄激素的活性形式,睾酮依靠 SRD5A2 酶转化成双氢睾酮,双氢睾酮活性比睾酮高 50 倍。根据这个初步的评估,内分泌医生沉重地对舒舒妈妈说:舒舒的遗传性别是男性,但是雄激素没有发挥作用导致舒舒是女孩表型,到了青春期启动后又开始有男性化表现,需要进一步完善一些检查包括睾丸功能的评估、基因的检查等。最后经过一系列检查发现舒舒的 *SRD5A2* 基因携带两个致病突变,根据舒舒的临床表现诊断为 5α-还原酶缺乏症。

5α-还原酶缺乏症为常染色体隐性遗传的单基因遗传病,也就是

父母各自携带一个致病突变,每胎孩子有 1/4 的概率患病。5α-还原酶缺乏症的患儿,胚胎期睾酮的产生是正常的,因此内生殖器官(包括睾丸、精囊、输精管、附睾)等都是正常的。但是由于 SRD5A2 基因突变引起 5α-还原酶缺乏,导致睾酮向双氢睾酮(DHT)的转化障碍,5α-还原酶的残留活性的不同导致合成双氢睾酮的差异,最终导致外生殖器表现多样:可为完全女性化,也可为外生殖器模糊的间性和或腹股沟包块,也可仅表现为单纯小阴茎、尿道下裂、隐睾等。

诊断 5α-还原酶缺乏症后对抚养性别的认定需要考虑生殖器外观、手术效果、生育能力及文化相关的家庭观念和生活环境习俗等,还需要关注"大脑性别",即心理性别的影响,不同情况区别对待。目前的观点:对于 5α-还原酶缺乏症更倾向于保留性腺按男孩抚养,男性社会性别生存的患者生活质量更高。治疗包括外生殖器的整形手术及激素替代维持更好的男性外生殖器及功能,药物包括外涂双氢睾酮凝胶、肌内注射睾酮、口服十一酸睾酮等。

(龚 艳 蒋明玉)

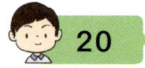 什么是克氏综合征?

帆帆,男孩,15 岁,身高 172 cm,体质量 49 kg,初中学生。从小学二年级开始出现注意力不集中,学习成绩下降。四年级后功课多不及格,性格明显改变,脾气暴躁,易怒,爱发火,发火时摔东西。上初中后,性格越来越孤僻,很少与父母讲话,常常把自己关在小房间里。这些年,帆帆一直在儿童保健门诊和心理门诊治疗随访。这天,儿童保健门诊专家看了一下帆帆的既往病史和诊治过程,询问爸爸妈妈道:"你俩身高都不高,小孩倒是挺高的,也没长胡须,也没变声,建议到儿童内分泌科门诊评估一下生长发育。"这天,爸爸妈妈约好内分泌科门诊,带帆帆来到诊室,医生详细了解了诊疗经过,仔细查体后发现其四肢细长,无喉结,无阴毛、腋毛,阴茎短小,双侧睾丸仅 3 mL。门诊完善骨龄:与 15 岁男孩相当。性激素检测:黄体生成素和卵泡刺激素明显升高,睾酮水平明显低下,提示为高促性腺激素性性腺功能减退症。在医生的进一步要求下行了外周血染色体核型分析,结果为:"47,XXY"。医生最终给出的诊断是克氏综合征。

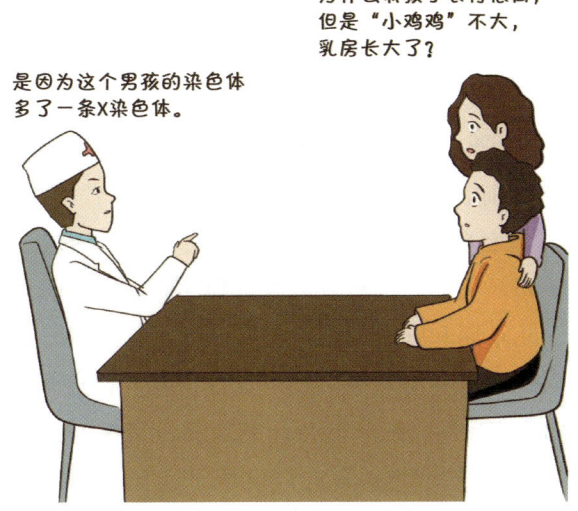

本病由克兰费尔特于 1942 年首先报道,因此被称为克兰费尔特综合征(临床常称克氏综合征、Klinefelter 综合征),即先天性睾丸发育不全,又称为先天性精曲小管发育不全,是一种性染色体异常所致的疾病,为临床上最常见的男性性腺功能减退性疾病。典型的内分泌特征是低睾酮和高促性腺激素血症,主要是 Leydig 细胞和 Sertoli 细胞功能失调。在新生儿中发病率约为 150/10 万,在男性不育患者中约占 3%,在无精子症患者中约占 13%。

克氏综合征是男性最常见的性染色体数量异常疾病,其遗传病理是生殖细胞减数分裂过程中染色体不分离,导致性染色体二倍体配子产生。克氏综合征患者染色体核型共有30余种,其中大多数患者的核型为47,XXY,占全部病例的80%。非典型染色体核型包括48,XXXY、49,XXXXY及嵌合型46,XY/47,XXY、46,XX/47,XXY等。

克氏综合征患者临床表型多样,主要有原发性性腺功能下降,表现为睾丸不发育,明显的小睾丸,一般小于6 mL,睾酮水平明显低于正常男性,多数人表现为无精症、外貌异常(身材高大、骨骼细长、乳房发育及臀部宽大等女性化特征)、认知心理障碍(智力低下、抑郁、焦虑、自闭症、孤独症等)及代谢综合征(高血糖、高血脂)等。

克氏综合征通过病史、临床表现、体检及辅助检查即可作出初步诊断,诊断的金标准是染色体核型分析。克氏综合征被确诊的三个主要时期是出生前、儿童期和青春期,不同时期患者均需行染色体核型分析确诊。然而目前有研究认为只有25%~35%的克氏综合征得到诊断,还有65%~75%的患者从未得到诊断,其中通过产前诊断发现约占10%,儿童期和青春期诊断占6%,成年后诊断占19%。

由于克氏综合征在青春期之前可无任何特异性症状,所以绝大多数患者的诊断严重滞后,临床诊断此类疾病一般都在青春期启动后,多数在成年后才能被诊断。有流行病学研究显示,克氏综合征患者在青春期前只有少量病例被诊断。克氏综合征的治疗是一个多学科任务,需要语言治疗师、心理治疗师、儿科医师、内分泌科医师、泌尿外科医师和不育专科医师等参与。

在临床上,对于克氏综合征,我们应尽量做到早发现,早诊断及早治疗。早期疾病筛查有利于疾病治疗方案的不断优化;早期发现可为生育健康下一胎提供产前诊断依据;早期诊断克氏综合征并干预有利于患者其他身体功能紊乱的改善、认知水平的提高及社会价值的定位;早期雄激素替代治疗将有利于患儿的第二性征的发育。

(蒋明玉 龚 艳)

21　男童怎么会乳房发育呢？

"医生，我儿子乳房这里长出了个肿块，这是怎么回事呀？是不是长东西了？不是女孩才会有乳房发育吗？"这是儿童内分泌科门诊上碰到的带乳房发育的男孩就诊的家长最常问的问题。

下面我们就一起来了解一下哪些情况下男孩会出现乳房发育？男孩出现乳房发育可以是生理性的，也可以是病理性的。生理性的男性乳房发育可见于新生儿期和青春期。

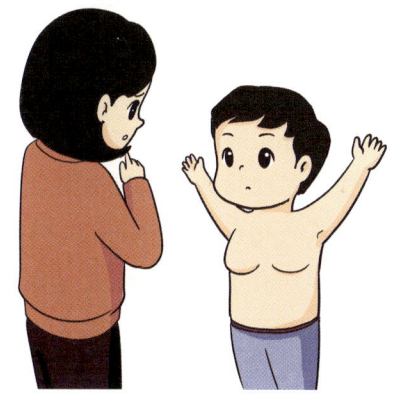

新生儿期男孩乳房发育

这是由于母体的雌激素进入胎儿体内，作用于乳腺组织引起的，一般在生后3～5天出现，6～7天达到高峰，通常在3周左右自然消退。但是有些也可延迟到3个月或更长时间才消退。

青春期男孩乳房发育

正常男孩在青春期也可能出现一过性乳房增大。男孩两侧乳房增生的程度可以不对称，出现的时间也不一致。多半是因为性发育期间男孩体内血清中雌激素和雄激素比值暂时失调导致。此外，青春期阶段男孩乳腺局部的芳香化酶作用会增强，芳香化酶的作用就是使雄激素转变为雌激素，因此导致乳腺局部雌激素形成增多。在青春期发育阶段，男孩乳腺对雌激素的敏感性也会增加。上述原因导致了男孩在青春期出现乳房发育。青春期男孩出现的乳房增大可持续数月至1~2年,绝大多数在20岁前自然消退。青春期男孩乳房发育是男性乳房发育门诊中最常见的。

除了上述生理性原因外,男性乳房发育还可见于病理性因素。病理因素可以是导致雌激素增加的疾病,也可以是导致雄激素分泌减少或者作用减弱,进而使雌激素和雄激素比值增高的疾病。

导致雌激素增加的疾病:包括睾丸肿瘤、肾上腺皮质肿瘤、分泌HCG的肿瘤、肝功能异常、先天性肾上腺皮质增生症等。

导致雄激素分泌减少或作用减弱的疾病:包括睾丸功能低下(如克氏综合征)、无睾症、睾丸炎、雄激素受体不敏感综合征、性发育异常、肾衰竭等疾病。

芳香化酶的作用增加也可以导致男性出现乳房发育。芳香化酶的作用是使雄激素向雌激素转化,芳香化酶分泌增多,自然雄激素向雌激素转化也会增多,所以男性会出现乳房发育。增加芳香化酶作用的疾病有甲状腺功能亢进症、芳香化酶分泌过多综合征等。

除了上面一些疾病因素,服用一些药物也会使男孩出现乳房发育,这些药物包括以下几类,需要家长注意:①抗雄激素类药物,比卡鲁胺、氟他胺、螺内酯等。②抗生素类药物,酮康唑、甲硝唑、异烟肼等。③降压药物,氨氯地平、卡托普利、依那普利、硝苯地平、维拉帕米等。④胃肠道药物,西咪替丁、雷尼替丁、奥美拉唑等。⑤激素类药物,雄激素、雌激素等。⑥其他药物,地西泮(安定)、钙通道阻滞剂、降脂药、抗精神病类药物、大麻、海洛因等。

(周莎莎　刘庆旭)

22　为什么我家小胖娃的"小鸡鸡"很小?

男孩的"小鸡鸡"(阴茎)在出生后到青春期前的长度变化只有

1～2 cm，这是因为阴茎发育需要雄激素的刺激，但青春期前雄激素处于一个非常低的水平，所以相对应的阴茎长度也不会有很大变化。但与之相反的是，男孩的身高体重则一直在增加，尤其是体重，如果不加以适当控制，变成一个"小胖娃"的话，孩子耻骨前与会阴部的脂肪会明显增厚，而阴茎是固定在耻骨上不会前移的，这样阴茎就会被深埋入脂肪内，从外表上看只有很短的一部分外露，显得非常短小。更麻烦的是，如果到了青春期孩子还是处于肥胖状态，就有可能影响整体的内分泌功能，特别是睾丸分泌雄激素的水平会明显降低，这时阴茎得不到足够雄激素刺激，就真的可能错过生长发育的最佳时机。所以家长与其过度关注孩子阴茎的长度，不如督促孩子多加运动，控制体重，争取在青春期让孩子体重正常，从而给阴茎发育打下一个良好的基础。

男性儿童阴茎长度与年龄、人种等因素密切相关。中国 16～57 岁男性阴茎非勃起状态（自然松弛）下长度平均为 7.42 cm，周长平均为 8.54 cm；充分勃起时长度平均为 12.42 cm，周长为 10.75 cm。

表 我国各年龄阶段男童阴茎非勃起状态长度

年龄	新生儿	1～12个月	1岁	2岁	3岁	4岁	5岁	6岁	7岁	8岁
阴茎长度（cm）	3.18	3.35	3.45	3.54	3.71	3.82	3.96	4.14	4.21	4.23
年龄	9岁	10岁	11岁	12岁	13岁	14岁	15岁	16岁	17岁	18岁
阴茎长度（cm）	4.3	4.42	4.48	5.13	5.54	6.03	6.9	7.12	7.26	7.33

当自己在家里测量阴茎的长度时会发现，不同的测量方式量出来的长度不尽相同。为了使测出的数据有可比性，医生统一了测量的方法。在医院要求非勃起状态下阴茎长度测量方法是：阴茎自然松弛状态下，将阴茎无张力牵拉，使其充分自然伸展，与腹壁垂直。直尺置于阴茎背侧（靠近腹部这边），顶住阴茎根部的耻骨处，尽量向

下推开阴茎根部的脂肪垫。测量从阴茎头顶端至阴茎根部的距离。同样方法也可测量勃起状态下阴茎长度。

（吕逸清）

 **23　阴囊里摸不到睾丸会影响以后的发育吗？**

很多男孩在幼儿期及儿童期时睾丸经常不在阴囊内。家长在给孩子换衣服时会发现摸不到睾丸，要到高一点的位置，比如阴囊入口、腹股沟管等地方才能摸到睾丸；但过1~2小时孩子睡着了再去摸，又会发现调皮的睾丸回来了，好好地在阴囊里躺着。这是怎么回事呢？

我们知道，男孩的睾丸在妈妈怀孕最开始的时候是在肚子里的，一直到怀孕第8周开始逐步向腹股沟和阴囊方向移动，最终完全进入阴囊内。所以出生后宝宝的睾丸是可以在阴囊摸到的。但由于幼儿期的睾丸重量很轻，而从肚子这里延续下来的睾丸血管周围又有肌肉伴随走行，当孩子受冷、紧张、兴奋的时候，这些肌肉发生收缩，就会将睾丸上提至腹股沟甚至重新拉入肚子内；而当孩子在温暖的环境、放松的状态下，肌肉松弛，睾丸又会重新回到阴囊内。所以如果发现暂时摸不到孩子的睾丸，家长不必特别惊慌，可以如前所述，等孩子睡着之后，轻轻地摸一下阴囊，很可能这时就能清楚地摸到之前消失的睾丸。

但是如果无论如何都摸不到睾丸，或者睾丸一直回不到阴囊内，就要特别当心，这在医学上称为隐睾，睾丸长期不处于皮肤较薄的阴囊，受到较高温度的影响，很可能会出现发育不良的情况，进而影响这一侧睾丸的激素分泌功能与精子产生能力。如果怀疑自己的孩子是隐睾，应该尽快到医院面诊，让医生体检之后确定或者排除隐睾的问题,这样才能保证孩子睾丸的健康发育。

(吕逸清)

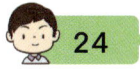 24　"小鸡鸡"小的原因有哪些？ 会影响以后的发育吗？

有些家长认为,男孩"小鸡鸡"(阴茎)较同龄男孩短小不是病,等到青春期发育就长大了。其实,这是家长对性发育异常疾病的误区,阴茎小,可能是一种叫"先天性小阴茎"的疾病。这种疾病是指阴茎伸直时的长度小于同年龄或同一青春期发育期的阴茎长度均值的2.5个标准差。简单来说,中国新生儿男婴阴茎小于 15 mm,学龄前期男童阴茎小于 15 mm×8 mm(阴茎直径),学龄期男童阴茎小于 30 mm×10 mm(阴茎直径)可诊断为小阴茎。许多小阴茎的男孩,还伴有其他外生殖器发育不良,比如小睾丸、隐睾、尿道下裂、小阴囊等。小阴茎还可能是某种畸形综合征的表现之一。

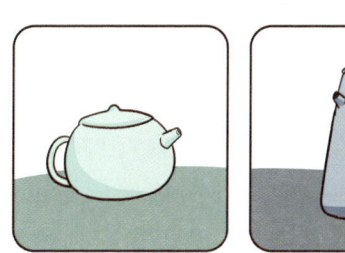

"小鸡鸡"小的原因有哪些？
会影响以后的发育吗？

这里要特别指出的是,有些家长认为的"小鸡鸡"小,并不是真的小,如肥胖的孩子阴阜部位的脂肪较多,使得"小鸡鸡"的一部分"埋藏"在里面。检查时应按压"小鸡鸡"上面的脂肪垫,这时测量出的长度才是真正"小鸡鸡"的长度。

阴茎的发育主要受睾丸间质细胞分泌的雄激素调控,睾酮在外周组织中转化为双氢睾酮,对阴茎的刺激作用比睾酮更强。而雄激素作为下丘脑-垂体-性腺轴的终末激素,受下丘脑分泌的促性腺激素释放激素(GnRH)及垂体分泌的促性腺激素(LH、FSH)影响。因此,下丘脑-垂体-性腺轴中任何一个环节出问题,都可能导致阴茎短小。此外,睾酮转化为双氢睾酮需要 5α-还原酶的参与,如 5α-还原酶分泌少或受体异常,则导致起主要作用的双氢睾酮减少,也会导致阴茎短小。

当下丘脑-垂体功能正常,而病变位置在睾丸时,如先天性睾丸缺如、睾丸发育不良时,即使上游激素(GnRH、LH 及 FSH)可正常分泌,睾丸也无法分泌出足量的睾酮,也会出现小阴茎。此时由于负反馈的作用,即太少的睾酮负反馈给大脑,使其分泌更多量的 GnRH、LH 及 FSH,以"弥补"睾酮分泌减少。因此,这类患儿在完善检查时,可看到上游激素升高,而终末激素睾酮及双氢睾酮下降。这种情况叫高促性腺激素性性腺功能减退。

当病变部位位于下丘脑或垂体,上游激素即分泌不足,下游激素睾酮及双氢睾酮亦分泌减少。完善检查时,可看到这类患儿 LH、FSH 等上游激素下降,睾酮及双氢睾酮亦下降。这种情况叫低促性腺激素性性腺功能减退。

当 5α-还原酶减少时,睾酮虽然正常,但起主要作用的双氢睾酮分泌减少,也会导致小阴茎。另外,即使所有激素都正常,但位于阴茎上的部分雄激素受体异常,无法接受到雄激素的"信息调控"时,也会导致阴茎短小。还有一类小阴茎为特发性,即原因不明者。

找到原因后,患儿需在青春期接受治疗,如果耽误了治疗时机,可能造成下丘脑-垂体-性腺轴"惰性",无法对治疗药物出现反应。近年来,有研究报道,在"小青春期"即开始对小阴茎的患儿进行治疗更有利于其青春期发育。根据发病原因的不同,治疗方式也不同。总的原则是提高患儿睾酮及双氢睾酮水平。如病变位置在下丘脑,可予以垂体激素输液泵模拟人体 GnRH 脉冲分泌。如病变位置在垂体,可予以 HCG 替代治疗。如病变部位在睾丸,可直接予以睾酮替代治疗。如病因为 5α-还原酶缺乏症,可直接在阴茎上涂抹双氢睾酮。需要特别指出的是,特发性小阴茎在下丘脑-垂体-性腺轴的任何一个环节都正常,双氢睾酮水平正常,雄激素受体基因正常,在排除病理性疾病后,该情况不需治疗,青春期可自行增大。

(李　妍　王　斐)

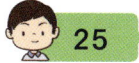

25　什么是尿道下裂？ 家长如何判断孩子是不是尿道下裂？

尿道下裂最明显的特征是孩子的尿道开口不在龟头顶端正中的位置,而是在靠近"下面"的地方,从龟头稍微偏下一点到阴茎体部,再往下到阴囊甚至肛门前方下方任何一个点都有可能。如果男孩在正常位置没有看到尿道开口,家长可以把阴茎向腹部的方向提起来,仔细观察从龟头到阴囊这一条直线上有没有开口,如果能看到尿液从开口出来,那就更能确定开口的位置了。

第二个特点是阴茎向阴囊方向弯曲,像被什么东西"吊"住了一样,不能完全"昂首挺胸"。这种情况在阴茎勃起时可以看得更加清楚。观察的时候最好从阴茎侧面看,而很多孩子勃起时间不好掌握,最佳观察时间一般是在清晨孩子还未睡醒的时候,或者是憋了很多尿之后开始排尿的时候。

尿道下裂第三个比较特征性的表现是包皮分布异常。绝大多数男孩在出生后 1～2 年都是包茎状态,换句话说很难看到孩子的龟头与尿道开口。但尿道下裂的孩子的包皮是不完整的,所以从生下来就能观察到包皮朝后分开,露出部分或者全部龟头,而且包皮还会在阴茎的后方堆积成一个类似帽子的形状,即所谓的"包皮帽状堆积"。

一般典型的尿道下裂都会有上述三个特征,但有些不典型的尿道下裂就只有其中一个或两个特征。特别要注意的是,有些尿道下裂患儿包皮是完整的,龟头和尿道口就会被包皮裹在里面而难以观察到,家长会误以为是"包茎",一直到青春期包皮分离后才发现异常,或者在做包皮环切/分离手术的时候医生打开包皮口才看到尿道开口不在正常位置。

而有些孩子尿道开口在正常位置,但阴茎存在明显的弯曲,这其实也可以算一种不典型的尿道下裂。如果将阴茎完全直伸,那就会发现尿道其实缺损了很长一段,同样需要手术来矫正。

(吕逸清)

 **26　睾丸里有积液是怎么回事?**

很多孩子在出生后不久,家长就发现孩子的一侧或双侧阴囊"水汪汪"的,鼓鼓囊囊的好像一个水袋子一样,尤其在孩子哭吵的时候尤其明显。这种情况可以结合之前所说的睾丸下降来解释,因为睾丸是从肚子里逐渐下降至阴囊的,有很多孩子虽然睾丸已经完全下降到位了,但从肚子到阴囊的这条通道却没有及时关闭,腹腔里的液体就可以顺着这条通道进入阴囊这个"大袋子"里,特别是腹腔压力升高的时候(比如哭吵、大声叫喊、用力等),大量的液体会被压力"逼入"阴囊。而当孩子恢复平静并保持平卧后,液体又会缓慢流回腹腔内,阴囊会较前明显缩小,甚至几乎不留积液,我们把这种情况称为

"鞘膜积液"。一般来说,这条通道在孩子 1 岁至 1 岁半前会自动融合,积液的现象也会随之缓解乃至消失。如果超过 2 岁仍有比较明显的积液存在,可以考虑就诊小儿泌尿外科以求手术解决问题。

而在青春期和成人后,鞘膜随着睾丸一起发育的同时,也具备了分泌少量液体的能力,这种液体可以润滑睾丸的适当移动,对于保护睾丸有一定帮助,属于生理性的积液。但有些时候因为外伤、炎症、肿瘤及局部静脉/淋巴回流受阻的影响,鞘膜大量分泌液体,形成类似囊肿样的改变,这种鞘膜积液也是需要手术干预处理的。虽然目前没有明显证据证明鞘膜积液会影响睾丸发育与功能,也可能没有太多不适症状,但这种积液的异常出现本身就可能提示存在一定的问题,所以患者不能因为没有异常感觉就拖延就诊,应该尽快到医院查明病因并加以治疗,以免病情发展。

(吕逸清)

27 睾丸微结石会影响青春期发育吗?

胆囊会生结石,肾脏也会产生结石,睾丸里同样会长结石,但此结石并非彼结石。与其他身体内部器官的结石需要积极治疗不同,睾丸里的结石很多是不需要任何手术或药物干预的。

睾丸里结石在医学上称为睾丸微石症,但是具体为何会出现结石目前还不是很明确。健康人群中有 1%~4% 的男性会发现存有睾丸微石症。从儿童体检的情况来看,很多幼儿期的男孩就已经有微石存在,这种发病似乎与肥胖有一定关系,但也可能与遗传相关。

睾丸微石症最大的风险是出现睾丸恶变,尤其是儿童期出现的微石症,需要密切关注。因为儿童的睾丸处于发育阶段,内部的细胞变化较剧烈,发生恶变的风险明显高于成人。对于此类情况应该至少半年至 1 年复查一次超声,以求早期发现各种病变。

微石症的另一个风险是可能引起男性不育。但具体机制也不是很明确,可能与结石堵塞精子运输的通路有关,也可能与结石引起的自身免疫反应有关。在青春期后期及成人后,可以通过超声测定睾丸体积及精液质量分析来判断是否存在不育风险,如果的确有类似风险,可以考虑接受相关药物治疗,以求提升生精功能。

但是如果经过长期随访,睾丸既没有出现恶变,也没有发育不良,甚至没有生精功能低下的表现,这种情况就无需任何治疗,继续保持定期随访即可。

(吕逸清)

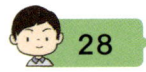

28 垂体功能减退是怎么回事?

内分泌系统活动是通过分泌激素得以实现的,激素相当于人体的信使,负责传递细胞与细胞之间的信息,或者大脑中枢与下游组织和细胞之间的信息。人体中大部分激素都位于下丘脑-垂体-靶腺轴中。其中,下丘脑分泌的激素相当于"司令",垂体分泌的激素相当于"连长",而靶腺分泌的激素相当于"士兵"。也就是说,下丘脑分泌激素("司令")指导了垂体激素("连长")的分泌,垂体分泌的激素("连长")进一步指导了靶腺激素("士兵")的分泌。垂体分为前叶(腺垂体)及后叶(神经垂体),见下图。垂体前叶分泌 6 种内分泌激素,包括生长激素(GH)、促甲状腺激素(TSH)、促肾上腺激素(ACTH)、黄体生成素(LH)、卵泡刺激素(FSH)、泌乳素(PRL),神经垂体可储存下丘脑分泌的抗利尿激素(ADH)和催产素。

垂体前叶分泌的激素由几个下丘脑-垂体-靶腺轴调控,包括下丘脑-垂体生长轴指导生长激素、下丘脑-垂体-甲状腺轴指导甲状腺激

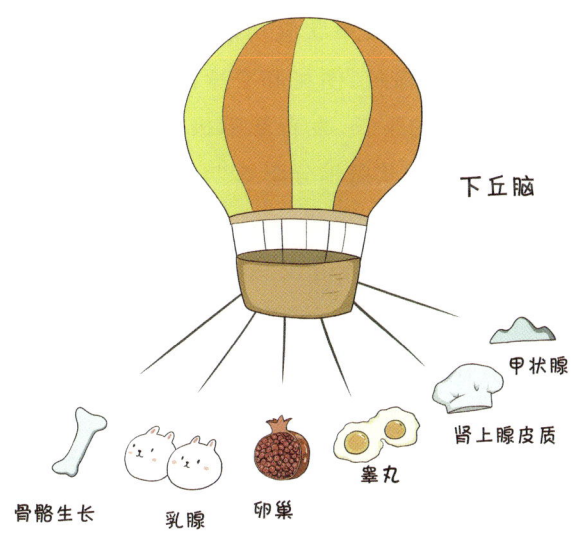

垂体功能减退是怎么回事？

素、下丘脑-垂体-肾上腺轴指导皮质醇、下丘脑-垂体-性腺轴指导性激素。如果垂体功能减退，垂体前叶和后叶激素部分或全部分泌减少，以上各个轴的下游激素（终末激素）也将受到影响。单一GH缺乏占12%，而多种垂体前叶激素缺乏占88%。其中，TSH缺乏伴促性腺激素缺乏（LH、FSH）占44%，TSH缺乏伴ACTH缺乏占8%，全垂体激素缺乏占5.4%。

垂体功能减退包括先天性、获得性、肿瘤、外伤及放射因素，如垂体占位、垂体柄阻断综合征等一切影响垂体分泌或垂体分泌激素无法传递至下游靶腺的疾病。累及激素不同，临床表现不同。

当垂体功能减退累及垂体分泌GH时，患儿可在新生儿期表现出低血糖发作、黄疸延迟、小阴茎等。幼儿期或儿童期时，患儿身高增长速度落后于同龄儿童，通常在3岁至青春期前每年不足5 cm，身高常小于同年龄同性别同种族儿童身高的第3百分位（P3）或2个标准差。这类孩子身材匀称，智力正常，面容幼稚，无特殊面容。

当垂体功能减退累及垂体分泌TSH时，下游激素——甲状腺激素合成减少。TSH缺乏导致甲状腺功能减退症状一般较轻,可有面部水肿、皮肤干燥、毛发稀疏、便秘和心率减慢等。甲状腺激素可促生长,对婴儿脑和长骨的生长、发育影响极大,如先天性垂体功能减退导致的下丘脑-垂体-甲状腺轴分泌减少,还可影响患儿的身材及智力发育,造成身材矮小及智力障碍。

当垂体功能减退累及垂体分泌 ACTH 时,下游激素——皮质醇合成减少,从而出现皮质醇减退的症状,包括乏力、体重减轻、易发生低血糖、血压偏低、恶心、呕吐等。慢性患儿还可有上腹部隐痛、喜吃咸食、注意力不集中、记忆力减退、出冷汗等表现。这类患儿可出现慢性病容、精神萎靡、消瘦、皮肤黏膜色素加深,尤其是齿龈、乳头、乳晕、阴囊、膝盖等部位。

当垂体功能减退累及垂体分泌促性腺激素(LH 和 FSH)时,下游激素——雌激素及雄激素合成减少。婴儿及儿童期性腺和第二性征尚未发育,无法明确诊断。直到青春期,出现青春期发育延迟,第二性征发育不明显,对于男童来说,常见有小阴茎及小睾丸。

当垂体功能减退累及垂体后叶的 ADH 分泌时,可造成烦渴、多饮、多尿、遗尿等症状,引起尿崩症。

垂体功能减退的患儿主要是激素替代治疗,但同"缺什么,补什么"原则不同,该类患儿主要接受下游激素,即最终起作用的终末激素替代。如 TSH 分泌减少,需甲状腺素替代;如 ACTH 分泌减少,需糖皮质激素替代;如生长激素分泌减少,需重组人生长激素替代;如 LH、FSH 分泌减少,需在青春期甚至小青春期予以男童睾酮或 HCG 替代,也可予以 LH、FSH 或 HCG 及人绝经期促性腺激素(HMG)联合替代;如 ADH 分泌减少,可用去氨加压素替代。

(李　妍　王　斐)

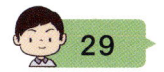 ## 29　什么是性发育异常？

月月,社会性别为女性,6岁5个月,今年刚进小学一年级。入学体检发现身高105.5 cm,体重22 kg。老师觉得月月实在太矮了,督促月月妈妈带着月月来到儿童内分泌科专科门诊就诊。医生询问了病史,仔细进行体格检查发现:神志清,精神反应好,智力发育正常,外观无明显特殊,女孩外生殖器外观。在完善了一系列相关检查发现其染色体为45,X/46,XY,B超显示未见卵巢,腹腔内有睾丸,故医生诊断为"混合型腺发育不全",并向妈妈解释月月患的是一种性染色体异常疾病,属于性发育异常。

那什么是性发育异常呢？性发育异常（disorders of sex development，DSD）是一类染色体、性腺或解剖学性别不一致或发育异常的先天性疾病,具有临床表现和遗传的高度异质性,患病率为1/5 500～1/4 500。最常见于新生儿或青少年,新生儿常表现为生殖器异常,而青少年则表现为青春期发育异常。

人类性别分化是一有序的过程,正常的性分化包括:①染色体性别;②性腺性别;③表型性别。这三个过程按一定的规律发展又受特异因子的控制。第一过程是染色体性别的确定,由受精卵所决定,早期性腺具有双向发育的潜能,可以发育成为卵巢或者睾丸。第二过程是在各种影响因子的作用下由染色体性别转变为性腺性别,根据Y染色体短臂性别决定区睾丸决定因子是否存在,原始生殖腺可向卵巢或睾丸分化。第三过程是表型性别的发育完成,主要包括生殖管道和外生殖器的发育。以上任一过程出现异常,均可能导致DSD。

性发育异常的分类复杂,目前普遍采用2006年芝加哥会议制定的分类系统,即根据染色体核型分为三大类:46,XX DSD、46,XY DSD和性染色体异常DSD。国内医生也有根据性发育过程中三个最关键的环节按病因将性发育异常患者分为性染色体异常、性腺发育异常和性激素量与功能异常三类。

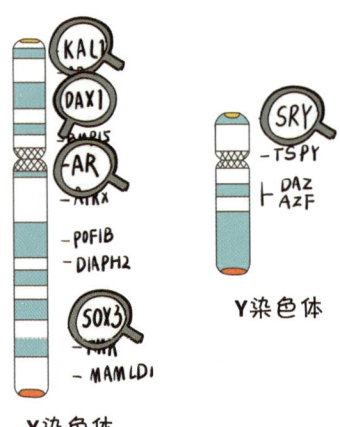

46，XX DSD 为性发育异常中最常见的类型，其染色体核型为 46，XX，具有卵巢和米勒管衍生物（子宫、输卵管、阴道上 1/3 段），外生殖器表现为不同程度的男性化，病因主要包括性腺发育不良、雄激素过多、卵睾型 DSD，最常见为先天性肾上腺皮质增生症；46，XY DSD 是染色体核型为 46，XY 的性发育异常，其性腺为睾丸，外生殖器为不同程度的尿道下裂表型及完全或不完全女性化，其病因分类最复杂，分类主要为：性腺发育不良、雄激素合成障碍、雄激素作用障碍、5α-还原酶缺乏、米勒管持续存在综合征、卵睾型 DSD；性染色体异常 DSD 则是指性染色体数量或结构异常的性发育异常，主要包括 45，X 特纳综合征、47，XXY 克兰费尔特综合征及其各种嵌合体等。

性发育是一个十分复杂的过程，需要多种激素、转录因子及信号分子等协同作用。任何影响性别决定和性别分化过程的因素，均可导致以上三种性发育异常。尽管目前与性分化发育相关的基因和分子通路不断被揭示，DSD 的病因和具体发病机制仍不明确，还有待于进一步研究。

（蒋明玉　龚　艳）

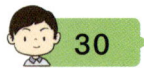 **哪些情况要警惕性发育异常？**

悠悠，社会性别为女性，2 岁 3 个月，能吃能睡，活泼可爱。在当

地医院行腹股沟疝气手术时发现有睾丸。医生建议爸爸妈妈带悠悠到上一级的儿科内分泌科专科门诊进一步诊治。专家详细问过母亲孕史、出生史、家族史及既往就诊病例,查体发现:智力正常,生殖器外观呈幼稚女型,阴蒂增大、无阴道开口、无小阴唇。完善腹部B超检查未见双侧卵巢及附件,两次查染色体核型均为46,XY,无嵌合现象,最终悠悠被确诊为46,XY性发育异常。

性发育异常(DSD)的临床表现存在高度异质性,多种多样,各个年龄段关注的重点,临床表现出现的频率不尽相同。DSD患者一般自出生起即存在生殖腺、内生殖道及外生殖道的异常,发生于外生殖的异常可及早进行诊断,但内生殖的异常查体不易发现。

尽管人们的就医意识越来越强,DSD的诊断仍非常困难,尤其是DSD的早期诊断,大多数轻型DSD出生后无临床症状,随年龄增长,患者外生殖器畸形逐渐表现,常常延误或误诊。孩子出现哪些情况需要家长和医生注意DSD评估呢?儿科领域DSD的评估对象主要有:生殖器性别特征不确定的新生儿;出现DSD迹象的儿童和青少年;有可能生育DSD患儿的高危孕妇。

临床大多数DSD患儿在新生儿期因为外生殖器异常即可被发现。疑诊DSD男婴的外生殖器临床特征包括:①双侧隐睾和小阴茎;②阴茎型尿道下裂;③孤立性阴茎阴囊型尿道下裂伴睾丸未降。疑诊DSD女婴的外生殖器的临床特征包括:①阴蒂增大;②阴唇融合;③腹股沟或阴唇部位可触及性腺。

部分DSD患儿在青少年时期发现,可能就诊的原因有:①外生殖器不典型;②女童腹股沟疝囊内发现睾丸样物;③青春期发育不全/发育延迟;④女性男性化症状;⑤原发性闭经;⑥男性乳房发育;⑦男性周期性血尿等。其中以女性原发性闭经、女性男性化和男性青春期发育不全/发育延迟多见。

如果根据外生殖器无法辨别性别,应该充分询问患者家族史、母亲暴露史等,包括:父母双方近亲的相关情况,有无失盐病史,不明原

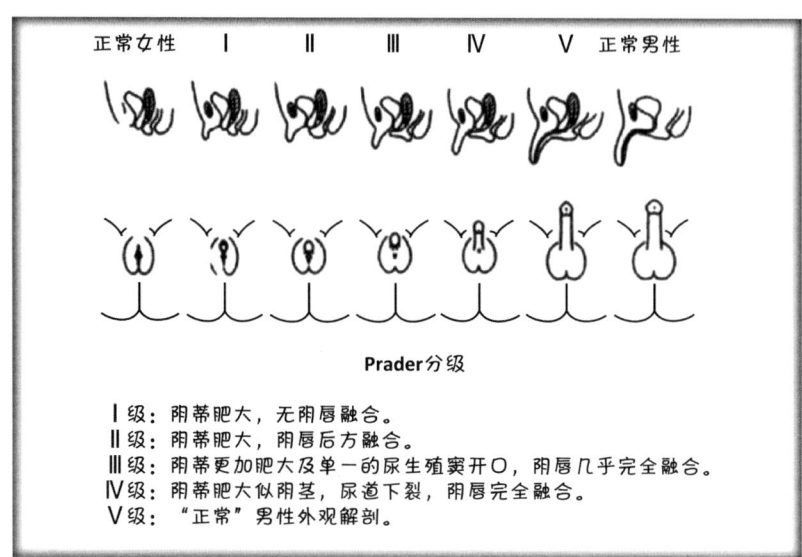

Prader分级

Ⅰ级：阴蒂肥大，无阴唇融合。
Ⅱ级：阴蒂肥大，阴唇后方融合。
Ⅲ级：阴蒂更加肥大及单一的尿生殖窦开口，阴唇几乎完全融合。
Ⅳ级：阴蒂肥大似阴茎，尿道下裂，阴唇完全融合。
Ⅴ级："正常"男性外观解剖。

因的婴儿死亡史，亲属的生殖器畸形史；家族中有无青春期发育延迟、嗅觉减退和不孕不育病史等。

由于儿童的发育是一个连续的过程，疾病造成的性腺损害程度也是一个连续的谱系，从完全不发育到基本接近正常。在儿童期大多不能完全确定性腺功能损害或残留的程度，仅仅可预估成年时其性腺功能低下的可能性。在儿童青少年期对性功能和生育力的评估是比较困难的。

DSD临床表现显著差异，主要表现为外生殖器发育异常、第二性征发育异常及性腺功能异常的伴随症状。该病发病率较低，其类型与严重程度可分为诸多表型，熟悉其各种各样的临床表现，不遗漏任何蛛丝马迹，早期发现、尽早治疗及适当的心理支持对患者未来的心理、生活、工作和婚姻至关重要。

（蒋明玉　龚　艳）

31 为什么性发育异常需要多学科医生合作？

茜茜，社会性别为女性，17岁2个月，活泼外向，成绩良好，身高168 cm，体重52 kg。最近老觉得头晕，双下肢没有力气，体育课上不动。至当地医院就诊发现高血压、低血钾，予以降压及补钾治疗，但效果不好。马上就要高考了，爸爸妈妈非常着急，听了建议后带着茜茜来到大城市儿童专科医院，在看过心内科和内分泌科后，由于还未来月经，考虑有原发性闭经，完善了妇科B超和染色体检查，B超提示未见子宫和卵巢，可见睾丸样结构；染色体核型分型为46，XY，专家初步诊断为46，XY DSD。由于合并高血压、低血钾，需排除非典型肾上腺皮质增生症，建议行内分泌激素检查和基因检测，待结果出来后确诊为罕见的"17α-羟化酶/17，20-裂解酶缺陷症"。在血压和血钾维持在正常水平后，茜茜通过医院伦理委员会后在泌尿外科进行了腹腔镜和阴道镜探查切除了睾丸组织，后续在成人内分泌科进行激素替代治疗。其间，爸爸妈妈和茜茜还进行了很长时间的心理治疗，慢慢才接受这个疾病。

性发育异常（DSD）患者的表型繁多、病因复杂，外生殖器可兼有男、女两性特征，部分性别模糊难以判断，其诊断、治疗及后期随访等往往需要多学科共同参与完成。

一位DSD患者很可能在一生中要经历儿科、泌尿外科、妇科、内分泌科、整形科、生殖科、心理科等多个科室的诊治，治疗过程可能贯穿婴幼儿期、儿童期、青春期及成年期，与其让患者在各个专科寻找最有经验的专业医生，根本的解决办法可能还在于从医疗体制上建立多学科的专病诊治链条。

理想的DSD管理应包括早期正确诊断、性别认定、激素治疗、外科干预、生育潜能保护、社会心理支持和长期随访等方面。然而，目前国内能有DSD诊疗MDT团队的机构不多，很多基层机构缺乏疾病

DSD的临床评估

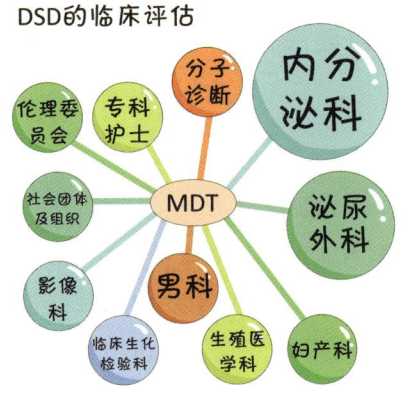

认识及诊治经验,且受文化、经济、伦理等诸多因素的影响,对DSD患者,尤其是儿童和青春期患者的处理差异很大,临床预后也不尽相同。因此,临床医生在处理疑似或确诊DSD患者时,应充分评估患者生长发育情况和性腺恶变风险,制定个体化的治疗方案。

对于外生殖器模糊或青春期无第二性征发育的患儿,均应在多学科团队协作下完成评估和诊断。DSD患者治疗包括性别决定后外生殖器整形、内分泌治疗、性腺处理及心理治疗等。性别决定是DSD患者治疗中的最重要一环,只有决定性别后才能进行相应的外生殖器整形,并且性别决定需要多学科诊疗团队、家长和患者本人共同参与和讨论。

建立多学科团队的目标不仅是为DSD患者提供正确诊断和治疗,更是为患者及家庭提供恰当的心理疏导,给患者家庭提供必要的社会心理支持和宣教,并能完成长期随访和管理。DSD的多学科团队应包括儿科内分泌、泌尿外科、妇科、影像科、心理科及遗传学专业等,医学伦理和社会心理支持也应参与其中。根据DSD病因不同,应由不同的科室作为主导,各科室医生和患者及家属共同参与。建立以家庭为中心的多学科管理团队,以家庭作为DSD患者治疗过程中的主要支持和依托,有利于患者的长期管理。

性发育异常不仅是医学问题,还是社会问题。患者一生中面临的诸多问题,如体格发育、性别选择、生殖器畸形、不孕不育、性腺恶变、机体代谢及心脑血管疾病等,对临床正确处理是一挑战。若处理不当,可能导致患者发生与性发育、性心理及性行为相关的社会心理问题,对患者和家人的身心健康造成严重影响。

(蒋明玉　龚艳)

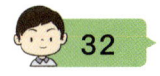 **32 什么情况下需要进行睾丸活检？**

睾丸活检临床上称为睾丸组织检查，是指从单个或两个睾丸中取出小部分睾丸组织，然后在显微镜下进行病理检查，了解睾丸的组织结构。睾丸活检术在成人和儿童都可以进行，但是不同年龄阶段进行睾丸活检术的目的有很大不同。成人睾丸活检术大部分是为了评估生精功能，主要是以辅助生育为目的。而儿童进行睾丸活检术的主要目的是通过镜下组织学的观察明确睾丸是不是真的"睾丸"，因为B超看到的睾丸其实是"卵睾"或者"发育不良的睾丸/发育不良性腺"，甚至也有可能是"卵巢"等。

性发育疾病有很鲜明的年龄特色。比如在成年期更关注的是性功能和生育功能。而从出生到青春期，最常碰到的问题就是性别认定，也就是确定性别。性别分以下几种：①社会性别，是指在社会活动中显示的性别，包括家人、朋友、周围人群、社会机构和法律机关的认定，通俗地说即户口本上认定的性别，这大多由出生后外生殖器表型决定，也可叫表型性别。②遗传性别，也就是我们常说的染色体性别，XX代表女性，XY代表男性。③性腺性别，也就是性腺的组织学性别，可有睾丸、卵巢、卵睾等，需通过活检病理确定。正常情况下，遗传性别指导性腺性别分化，性腺性别又控制表型性别分化。如果遗传性别、性腺性别和表型性别，三者任一出现矛盾即称为性发育异常或性分化异常。

当性别认定出现诊断不清，需要根据性腺性别来协助确定后续抚养性别时，就可利用腹腔镜检查及组织活检以确定是否为卵睾、条索状性腺或发育不良的睾丸，但因为是创伤性检查，所以不作为常规检查。以下情况可进行睾丸活检术：①常规检查无法探及性腺，高度怀疑腹腔内存在发育异常的性腺，尤其是睾丸，或常规检查不能明确诊断，必须依赖开放手术或腹腔镜探查。②性发育异常的鉴别诊断必

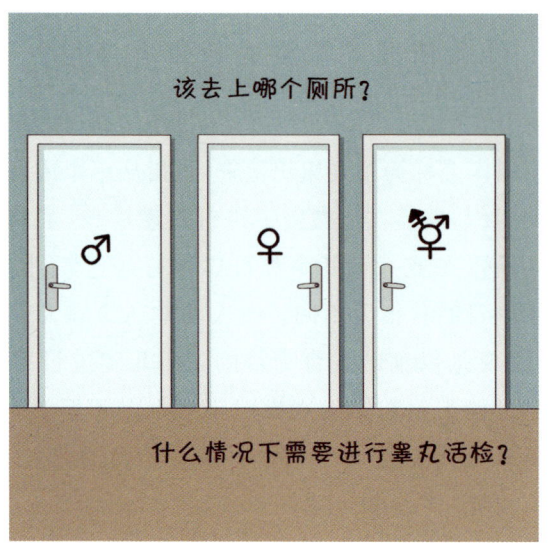

须依赖于性腺组织学检测的情况。③对于无法通过核型和血清检测获得准确诊断,腹腔疑似睾丸组织、卵睾组织,需要对性腺做活检。另外强调的是,组织活检均以诊断为目的,尽量避免同期切除性腺,性腺切除术应该在诊断完全明确及多学科 MDT 讨论并上报伦理批准后方可进行。

对于儿童来说,确定性腺性别是睾丸活检最主要的目的,但还有一些其他少见的情况也需要进行睾丸活检,比如一些性发育异常的疾病(混合性腺发育不良或性反转等疾病),在儿童期选择保留卵睾或者发育不良性腺,后期再随访过程中怀疑存在恶变,可再次进行活检。怀疑性腺肿瘤等疾病也需进行活检确定病理类型。对于一些就诊晚的患儿,如果隐睾在腹盆腔长期停留,在施行隐睾下降固定术时,也应进行睾丸活检以了解睾丸功能及排除恶变。

(龚　艳　蒋明玉)

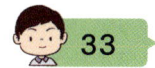

33　小男婴也有"青春期"?

什么是"小青春期"

"小青春期"是指男性婴儿从出生3个月到6个月的一个窗口期,此期体内诸多性激素水平出现短暂的迅速上升,达到近似青春期的分泌水平,之后逐渐降低。"小青春期"的形成可能是出生时由宫内向宫外环境的转变而导致体内激素水平激增的结果。下丘脑-垂体-性腺轴的调节功能在胎儿期已经形成,并在妊娠中期就开始出现促性腺激素释放激素(GnRH)的首次分泌。胎儿期由于循环血中高的胎盘源性雌激素对下丘脑和垂体功能的抑制作用,促性腺激素包括卵泡刺激素(FSH)和黄体生成素(LH)浓度很低。分娩时,婴儿经历了母体性激素的突然撤退,胎盘源性性激素对下丘脑-垂体-性腺轴的抑制作用消失,生后1周内出现婴儿促性腺激素水平的显著升高,FSH和LH分泌的增加又引起性激素分泌的高峰,从而形成了"小青春期"的短暂激素激增。而血睾酮也在生后迅速升高,约3个月达到高峰,随后在6~9个月时降到青春期前水平。抑制素B(INHB)和抗米勒管激素(AMH)是近来比较关注的早期诊断性发育异常的参数,可作为反映睾丸支持细胞功能的血清标志物。

"小青春期":器质性青春期发育延迟的最早筛查期

利用"小青春期"激素水平的变化,可及早诊断性发育异常疾病,是确定性发育异常疾病诊断的一个重要窗口期。性发育异常(DSD)是染色体核型、性腺表型及性腺解剖结构不一致的一大类遗传异质性疾病的总称。目前仅50% DSD患儿能在生后6个月内确诊,在DSD早期诊断方面还存在很大的改进空间。家长需要充分认识"小青春期",这对于性腺发育异常的孩子尤为重要,及时就诊,莫要等到孩子长大才关注性发育状况。比如先天性低促性腺激素性性腺功能减退（CHH）男童在生后即表现出小阴茎和隐睾的症状，出生后 3～6 个月（即"小青春期"）出现促性腺激素和性激素水平低下。曾有 1 例 CHH 男婴在 4 个月时因阴茎短小，伴有隐睾就诊，先去了外科就诊，后转到内分泌科，医生及时发现 LH、FSH 及睾丸水平极低，缺乏正常同龄儿中出现的性激素高峰即"小青春期"而早期确立诊断。在"小青春期"这个特定的窗口期内，性激素水平检测可很好地评估男性睾丸支持细胞及间质细胞的存在和功能，甚至无需 GnRH 激发试验，操作上更为简便，可早期诊断性发育异常性疾病的方法。

因此，一旦发现新生儿男婴生殖器发育异常，比如阴茎短小，阴囊发育不良，睾丸摸不到，尿道开口异常，均需警惕性发育异常疾病，应抓住"小青春期"关键评估窗口，尽快明确病因，尽早制定治疗方案，减少 DSD 男童日后生理和心理痛苦，而在"小青春期"对 DSD 男童的早期诊断尤为重要。

（王　斐　李　妍）

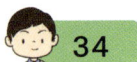

34 为什么要尽量避免对男孩睾丸进行 X 线检查？

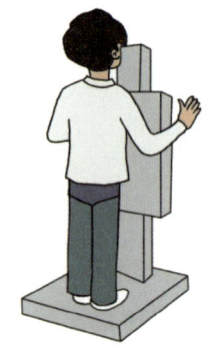

X 线不带电荷，穿透人体时，与体内物质作用产生"次级粒子"，使物质电离，这一现象称为电离辐射。辐射有致癌的风险，因此也最容易引起患者及家属惊恐。临床检查射线辐射量参考值：胸透一次大约 1.1 mSv（辐射计量单位）；一般四肢做一次 X 线检查,检查要接受的辐射量为 0.01 mSv,腹部为 0.54 mSv,骨盆为 0.66 mSv,腰椎为 1.4 mSv,上消化道为 2.55 mSv。CT 的辐射的大小根据部位而不同,胸部 CT 为 8 mSv,腹部 CT 为 10 mSv,骨盆 CT 为 10 mSv。

人体对辐射的有害效应分为确定性效应和随机性效应,确定性效应有阈值,严重程度取决于剂量。对于随机性效应而言不存在剂量阈值,也就是说单次照射即使受照的剂量大,也不一定出问题,具有随机性。人体对辐射照射有一定的耐受能力。根据国际放射防护委员会制定的标准,人体最多能承受 7 Sv 辐射。辐射总危险度为 0.016 5/Sv,也就是说,身体每接受 1 Sv(1 Sv = 1 000 mSv)的辐射剂量,就会增加 0.016 5 的致癌率。拍摄一张胸部 X 线片,当射线在检查区域曝光率约为每秒 0.045 mSv,拍摄一张胸部 X 线片大约需要 0.5 秒,因此接受一次胸部 X 线检查,患者要承受约为 0.023 mSv 的辐射量,同时也就会增加 0.000 379 5 倍的致癌率。

医生在为患者进行放射性检查时,会遵循以下原则和注意事项:

(1) 当患者的表面症状不足以确诊疾病,或者需进一步确定疾病的程度时,医生确实需要借助 X 线和 CT 等来明确诊断,才会开出检查单。

(2) 尽量选择辐射小的检查项目:能用低剂量技术的就不用高剂量技术;能用 X 线解决的就不用 CT;每年必要的体检尽量不做常规 CT,而做低剂量 CT 筛查。

(3) 避免多次重复检查。

(4) 做放射性检查时规范操作,对非检查部位、重要部位采取严格的防护措施。如做胸部 X 线检查,腹部、甲状腺等部位会用铅衣等防护设备予以保护。

(5) 对于特殊人群予以特殊关注。

儿童作为幼小特殊群体,应少接触或根本不接触放射检查。

(6) 摄片时 X 线机处于工作状态,检查室门上的警告指示灯会亮,候诊者应一律在防护门外等候,无关人员不要围观,检查结束后要及时离开检查场所。

综上所述,常规的诊断性 X 线检查所用剂量很小,限制在安全剂量之内致癌率甚至是微乎其微,不需要因此担心而拒绝检查。但是孩子的生殖器官对放射线是比较敏感的,如果睾丸频繁接受到放射性照射以后,那么有可能会影响到它的发育过程。但是如果只是拍摄普通的 X 线平片,不至于出现这么大的影响,X 线平片对人体的放射线剂量是非常低的。而且如果患者做的是生殖器官以外的检查,医生会为儿童患者遮挡住生殖器官的部位。我们需要做的是,理性看待放射性检查,合理利用其带来的好处,尽量避免造成不利效应。

(刘庆旭　周莎莎)

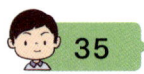

35　男孩青春期延迟是否都需要治疗?

为什么男孩青春期延迟需要治疗

治疗青春期延迟可以促进男孩阴茎、睾丸的发育,如很多父母关心的,治疗也是为了成年后能拥有生育能力;另外,很重要的却容易被忽略的是,发育的改善可以帮助解决孩子由于性发育落后所产生的一些心理问题。

治疗或不治疗:因病而异

但根据前文我们已经知道,引起青春期发育延迟的原因有很多种,包括体质性青春期延迟、因慢性疾病导致的暂时性的性发育延迟、因为大脑级别性激素分泌异常导致的性发育落后[低促性腺激素性性腺功能减退(HH)]及因为睾丸等性腺发育问题导致的无法发育[高促性腺激素性性腺功能减退(Hyper H)]。病因的不同不但决定了青春期发育延迟是否需要治疗,而且决定了不同的治疗方法。

体质性青春期延迟:观机而动

体质性青春期延迟在不干预的情况下通常可以在 15～18 岁时获得正常的青春期发育,也不会影响成年后的身高和生育能力。

对于诊断明确的体质性青春期延迟,可以定期随访、检查,调节生活方式,无需特殊的药物。就如其他孩子一样,均衡的饮食、充分规律的睡眠、适当的体育运动都是青春期发育到来前非常重要的准备工作。当骨龄大于 12 岁时,就要更密切地观察性发育的进展,如睾丸、阴毛的发育情况,根据医生的要求检查血液的性激素水平等。

有些男孩因为比同学们发育晚,会出现明显的焦虑、抑郁。当孩子年龄>14 岁,骨龄明显落后,在经过医生充分评估后,也可以适当用小剂量的雄激素诱导青春期发育。但在诱导过程中,需要注意避免骨龄进展过快,影响最终身高。出现了阴茎睾丸发育之后,要及时停药。

慢性疾病或营养不良导致的青春期延迟:正本清源

从根源上改善原发疾病或是营养不良的状况,就可以使青春期发育自然出现,所以并不需要额外对其发育进行干预。而且青春期开始以后,会有一定的追赶,最终的身高和青春期发育程度与别的孩子是相近的。

HH:纵观全局

HH 是大脑级别的激素缺乏,所以激素的替代是有必要的。但在治疗时,尤其需要注意脑垂体的其他激素功能是不是正常,有一些孩子会同时合并甲状腺、肾上腺和生长的问题。在这种情况下,性发育的治疗顺序是排在最后的,因为肾上腺激素、甲状腺激素缺乏是会对生命安全产生影响的,只有在这些激素被充分替代后才开始考虑性发育的治疗。

Hyper H：对症下药

因为睾丸本身功能受到影响，如果要维持第二性征，需要长期的雄激素替代。

（袁丹丹　张　颖）

36　男孩青春期延迟有哪些治疗方法？

目前青春期延迟的治疗方法主要有雄激素替代治疗、促性腺激素治疗、GnRH 脉冲治疗 3 种。因为人体的激素分泌是从大脑到性器官逐级刺激再进行分泌的，所以不同级别的激素替代所起到的作用、治疗的方法也会有所不同，也可以根据不同年龄、不同的需要进行调整。

比如最下游的雄激素治疗，可以帮助第二性征的出现，也可以促使射精及正常的性生活，但没有办法产生精子。稍高一级别的促性腺激素，能下达信号到睾丸，使睾丸自身分泌雄激素，也能同时产生精子。而最上级的 GnRH 治疗，能够调节促性腺激素的分泌，以此类推，使得整个发育的流程更自然。

雄激素替代治疗

这是最基础的治疗方案。通常使用的雄激素就是睾酮，药物名称是十一酸睾酮，适合于暂无生育需求，但对于身体的第二性征发育比较迫切的患者。目前可以选择口服的十一酸睾酮胶丸，或者肌内注射的十一酸睾酮注射剂。口服的胶丸建议在吃饭时或吃饭后服用，食物中的油脂可以帮助药物的吸收。肌内注射的药物维持时间比较久，每个月只需要用药一次就够了。

从小剂量开始逐渐增加睾酮的用量，用来模拟正常青春期发育的过程。如果突然使用睾酮剂量过大，也会有痛性勃起的副作用。

治疗的最一开始2年内，一般每2～3个月我们需要让医生评估、检查，包括睾丸的大小、性激素的水平等，一般治疗6个月后会有明显的男性化的表现。如果睾丸的体积持续增大过快，需要停药观察，因为有部分患者在经过治疗后性发育会逆转到正常水平。

促性腺激素治疗

促性腺激素是雄激素的上一级激素，人体自然分泌的是黄体生成素（LH）和卵泡刺激素（FSH），替代的药物是人绒毛膜促性腺激素（HCG）和人绝经期促性腺激素（HMG），这两种药物共同肌内注射后，能促进睾丸产生雄激素和精子，对于有生育需求的人群是非常重要的治疗方法。当然随着科技水平的提高，目前也能使用基因重组的LH和FSH进行皮下注射，但治疗费用更高。

HCG和HMG注射的频率是每周2～3次，同样，用药后每2～3个月要复诊检查，检测血睾酮、HCG的水平，检查睾丸的大小和精液，大部分患者在用药后半年到2年内会产生精子。治疗前睾丸的大小和治疗过程中睾丸增大的程度，都有助于医生判断生精的疗效。如果治疗效果不好，如睾酮水平太低或精液中无法检测到精子，就需要考虑停药或改为GnRH治疗。

当患者不再有生育计划时，仍旧可以转回雄激素替代治疗。

GnRH脉冲治疗

最高一级的替代治疗就是GnRH脉冲治疗，它要利用到GnRH脉冲泵这种比较新的技术，我们会在下一问题中做更详细的说明。

（袁丹丹　张　颖）

37 可以装 GnRH 脉冲泵诱导青春期发育吗？

青春期的开始——"大脑中神秘的电波"

在孩子即将步入青春期时，大脑中的一部分会首先在睡眠时脉冲性地释放激素，这意味着激素的分泌不是细水长流，而是像无线电信号一样，它会随着青春期发育的进程逐步形成规律，我们称之为 GnRH 脉冲式分泌，频率是 60~90 分钟 1 次。这个信号将到达脑垂体，刺激它分泌黄体生成素（LH）和卵泡刺激素（FSH），使得更下一级的性器官如睾丸、卵巢的功能开始活跃起来。因此，当这个分泌 GnRH 的"司令部"出现问题，"电波"无法被恰当发出时，青春期的启动就受到了影响，这些情况中，特发性低促性腺激素性性腺功能减退症（IHH）是最常见的病因。

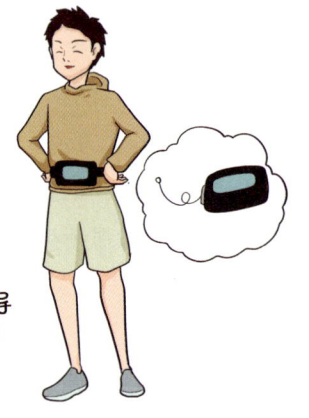

可以装泵诱导青春期发育？

GnRH 脉冲泵——"人工司令部"

它远看就是一个"BP 机"大小的电子产品，如果知道胰岛素泵的读者朋友可以更容易想象它的构造：戈那瑞林作为代替 GnRH 的药物被装在特制的储药器里，机器的推泵在设定程序的精密控制下，通过一根细长的软管连接在皮肤上，以每 90 分钟 1 次的频率，将药物准确地注射到皮下，用来模拟消失了的 GnRH 信号，从而达到人工诱导青春期启动的作用。

GnRH 脉冲治疗的目的

对于青春期延迟的孩子，短期使用 GnRH 脉冲泵（≤6 个月），可以帮助确诊青少年体质性青春期延迟（CDP）并且诱导青春期启动，而长期使用脉冲泵（＞6个月）则可以促进并维持第二性征的发育，恢复生育能力，提高骨密度预防骨质疏松。

因为其更好地模拟了正常人群性激素分泌自上而下的流程，脉冲泵的疗效在性腺功能的改善上更具有优势，包括精子的生成、月经周期的建立，包括在未来受孕率都会有所改善。

医生说可以"试戴"一下 GnRH 泵

在决定长期治疗前，通常建议 3～5 天的试戴期。首先当然是观察孩子对药物是否过敏，佩戴机器时会不会对日常生活造成过多的不便，包括孩子本人的接受程度。在 3～5 天的佩戴后，也可以检测血液的性激素水平比如 LH、FSH 等，通常 LH≥1 mU/mL 时说明脉冲泵是有效的。另外，试戴阶段，也可以在医生的指导下学会机器的操作，如管路更换、报警的处理等。

装泵之后需要定期检查吗

脉冲泵的频率通常不需要调整，而剂量的调整需要在专业医生的指导下进行，盲目地增加剂量并不一定有利于性发育的改善。通常戴泵后每 2～3 个月需要进行一次复查，包括自我性体验（如晨勃、勃起频率、遗精频率等）、体格检查（睾丸及阴茎的发育、阴毛的生长等）、性激素检查（LH、FSH 等）、性腺 B 超等，男孩佩戴脉冲泵半年以上还需要进行精液常规检查。

脉冲泵需要终身佩戴吗

当使用了 GnRH 脉冲泵满 2 年仍没有性发育的患者，就不再建议使用脉冲泵。而通过装泵达成了生育目的，后面不准备再生育的人群，也可以将脉冲泵改回更常用的性激素替代治疗。

（袁丹丹　张　颖）

 ## 38 双氢睾酮凝胶会加速骨龄进展吗？

在一些性发育异常、单纯小阴茎等有男性化不足表现的男孩中，为了更好地维持男性的第二性征，内分泌医生会开具双氢睾酮凝胶。对于有些重度尿道下裂的孩子，为了能创造更好的外生殖器手术条件，泌尿外科医生也会推荐他们先至内分泌科来就诊，使用双氢睾酮凝胶一段时间后再进行手术。然而有的家长拿了药，一查说明书：雄激素的一种！一听是激素，又是雄激素，家长就十分担心，担心会导致早熟和骨龄进展快，最终导致终身高矮。那到底双氢睾酮凝胶会有这些副作用吗？让我们来了解一下吧。

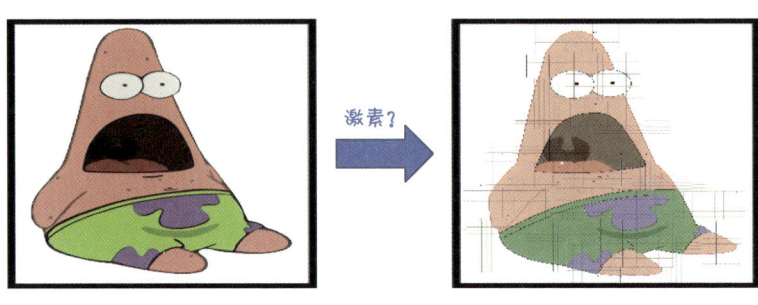

雄激素有很多种，主要种类包括睾酮、双氢睾酮、脱氢表雄酮、雄烯二酮等。男性内外生殖器的发育需要雄激素的作用，睾酮和双氢睾酮都是雄激素的活性形式，双氢睾酮是由睾酮在人体内5α-还原酶作用下生成的一种雄性激素，广泛分布于全身血液当中。双氢睾酮和睾酮的作用差不多，但双氢睾酮是天然产生的活性最强的雄性激素，在体内的生物活性是睾酮的50倍。双氢睾酮和睾酮的主要作用是：①刺激生殖器官的发育，促进男性第二性征出现并维持其正常形态；②促进蛋白质的合成，特别是肌肉和生殖器官的蛋白质的合成，同时还能促进骨骼生长与钙磷的沉积和红细胞的生成；③维持正常的性欲；④维持产生精子作用。因此对于男孩来说，在发育过程中任何原因导致的雄激素分泌不足都会引起第二性征发育不明显，如小阴茎、小阴囊等；雄激素的不足也会导致男孩体态上的女性化，表现为喉结不明显、声音不够雄厚、肌肉不够有力或皮肤细腻，总之就是不够"man"。

  针对以上这种情况，主要的治疗方式就是补充雄激素。那什么时候补，补哪种雄激素就非常重要了。对男孩来说，目前并不需要生精和维持性欲的作用，只要有小剂量雄激素就能维持基本的男性第二性征，这就是儿童治疗的主要目的。成年男性已经达到终身高，因此在成年男性中睾酮及其衍生物使用非常广泛。但是儿童生长发育非常重要，而睾酮存在一个非常不利于儿童的副作用：长期应用会使骨骺过早融合，影响生长发育，因此这一点就很大程度地影响了睾酮及其衍生物在儿科的使用。双氢睾酮透皮吸收凝胶在1982年上市，对皮肤没有刺激性；相对睾酮需口服后经肝肾代谢，双氢睾酮仅需涂抹外阴皮肤局部使用，这样可极大地减少全身的不良反应。最重要的是，双氢睾酮在体内不能转化成雌二醇，所以双氢睾酮不会导致骨骺过早融合影响儿童生长发育，也不会产生男性乳房发育等副作用。所以，双氢睾酮与睾酮及其衍生物相比较，对儿童来说使用更安全、更合适，但双氢睾酮凝胶仍属于雄激素类药物，使用需在儿童内分泌科医生指导下使用。

（龚　艳　蒋明玉）

39　青春期延迟的心理影响及对策有哪些？

  青春期标志着生长发育，也标志着寻求自主和个人身份建立的重要社会心理变化。一方面，青春期大脑会有很强的可塑性，对孩子的心理社会态度和行为有重大潜在影响。另一方面,与青春期发育相关的重要方面是自尊和自我形象。同样重要的是,青春期身体性征逐渐变化,需要青少年去适应由此带来的感官和情绪上的冲击。

对青春期发育异常,尤其是青春期延迟的患儿,需要更友善的生活环境及医疗保健体验。

适合的医疗帮助包括便利的就诊时间和地点,充分的科普宣传可以帮助青少年和他们的父母了解就诊的方向、挂号途径等,并意识到青春期延迟是可以及时诊断及治疗的疾病,儿童内分泌科专家可给予专业性指导。

由于患有青春期延迟的患儿对医护人员更加敏感,所以在诊治过程中医护人员更应该有同情心,无偏见。对待青春期延迟患儿的态度应该是尊重、支持、诚恳。

作为青春期延迟患儿的父母,除了重视孩子的病情及心理变化,积极带患儿就诊及心理疏导外,不应过分强调患病现状及预后,更不能以患病现实来刺激、讽刺患儿,同时也要注意保护患儿的隐私。由于青春期延迟的诸多原因和遗传相关,即父母一方或双方基因异常导致患儿存在青春期延迟,这类患儿的家庭应配合医生,完善基因检测及遗传咨询。

青春期发育是青少年非常敏感的话题。对于生殖器检查的过程,很多青少年即便不太害怕,也会感到很尴尬。因此,在检查前,医生需告诉青少年,生殖器检查非常有必要,可提供可靠的病史信息。青少年患儿脱下衣服前应保证在帘后对其进行查体,不必要的人员可适当回避。这时,青少年往往不欢迎家长过度参与,可建议家长适当回避。医生如果表现得过于随便或过于尴尬都会对查体氛围有影响,医护人员的压力越小,查体也越容易进行。

整个就诊过程中,沟通是非常重要的。与青少年交谈时,语言的措辞和使用简单的词汇很重要。尽量避免用生涩难懂的专业术语进

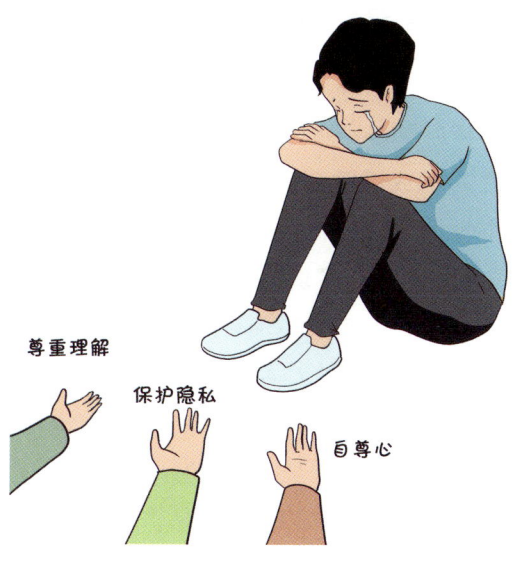

行沟通,要确保青少年能充分理解医生的建议及治疗过程。医生在沟通中,可适当提供技术技能的保证,这样可以让青少年更加信任医生,相信医生的治疗技术是可以充分解决他们的问题的。

医护人员需对青少年的病情及现状保密。这一点对青春期延迟的青少年尤为重要。这不仅涉及患者信息的伦理问题,更是使青少年感到被尊重、自尊心被保护,也会进一步使其信任医生,更好地配合治疗。

不规范的医疗行为都可能会使青春期延迟的青少年"压力山大"或感到害怕,包括自我形象的认知和自尊的建立,心理发展,以及教育和社会生活问题。因此,家长及儿童内分泌科医生需考虑更为周到,帮助他们更好地接纳自己、配合治疗。

(李妍 王斐)

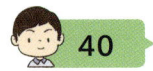 **40**   什么样的青春期延迟家庭需要进行遗传咨询？

男孩青春期延迟根据发病原因不同，分为体质性青春期延迟、继发于全身性慢性疾病或严重营养不良导致的青春期延迟、原发性性腺功能减退及继发性性腺功能减退。

体质性青春期延迟多有家族遗传史，比如爸爸、爷爷发育的年龄都比较晚。遇到青春期延迟的男孩，当排除其他疾病，考虑体质性青春期延迟。但目前体质性青春期延迟未找到明确的原因，可能与大脑级别青春期发育暂时性功能低下有关，也可能和孩子的营养、环境有关。

有些青春期延迟和孩子本身的慢性病或者严重的营养不良有关，主要是原发疾病对全身代谢及功能的不良影响，导致下丘脑-垂体-性腺轴功能低下，启动延迟，与家族遗传相关性不大。

儿科内分泌科医生最关注的原发性性腺功能减退及继发性性腺功能减退均分为先天性及后天性原因。其中，先天性疾病常由于基因突变或异常导致，为了孩子将来的生育或是父母二胎的计划，需要对这一部分疾病进行遗传咨询。

先天性原发性性腺功能低下中，最多见的是 Klinefelter 综合征（克氏综合征）。克氏综合征是由于染色体异常而导致的性腺功能减退性疾病，是男性不育症最常见的原因。正常男性染色体是 46，XY，克氏综合征的孩子染色体核型为 47，XXY，就是比正常染色体多出一条 X 染色体，也会有 46，XY/47，XXY；46，XX/47，XXY 等嵌合体。目前由于产前检查技术的提高，可在母亲怀孕时做一些简单的检查，如做"二代无创 DNA 检测"，可以帮助发现克氏综合征的胎儿。

克氏综合征胎儿的存活率较高，出生后直到青春期前几乎无任何表现，仅在青春期时开始出现症状，包括睾丸不再发育，睾丸小而质地较硬，出现男性乳房发育等，还表现为身材高大，阴毛、腋毛细少，智商可能相对差。也常伴有其他症状，如甲状腺功能异常、糖尿病、二尖瓣脱垂、晶状体混浊、骨密度减低、脂肪含量高、肌肉含量减少等。因此,是否留存这一克氏综合征胎儿,成为很多产前咨询里很多怀孕妈妈考虑的问题。

睾丸 LH 或 FSH 受体基因缺陷也是先天性原发性性腺功能减退的一类。这类患儿的睾丸上,接受上游器官——垂体分泌的 LH 或 FSH 的受体发生异常,导致无法接收到并反馈 LH 或 FSH 的"信息",无法对睾酮的分泌进行调控。

先天性继发性性腺功能减退中,最常见的是 Kallmann 综合征。Kallmann 综合征表现为性腺功能低下及嗅觉障碍。Kallmann 综合征的致病基因很多,且已知基因仅占病例的 50%。目前已知的基因有 *ANOS1(KAL1)*、*FGFR1*、*FGF8*、*PROK2*、*PROKR2* 及 *CHD7*。Kallmann 综合征的遗传方式很复杂,可以常染色体显性遗传、隐性遗传及 X 连锁遗传。

其他先天性继发性性腺功能减退,如 Prader-Willi 综合征,是由于父源 15q11-13 区缺失或异常或 15 号染色体为母源单亲二倍体导致。

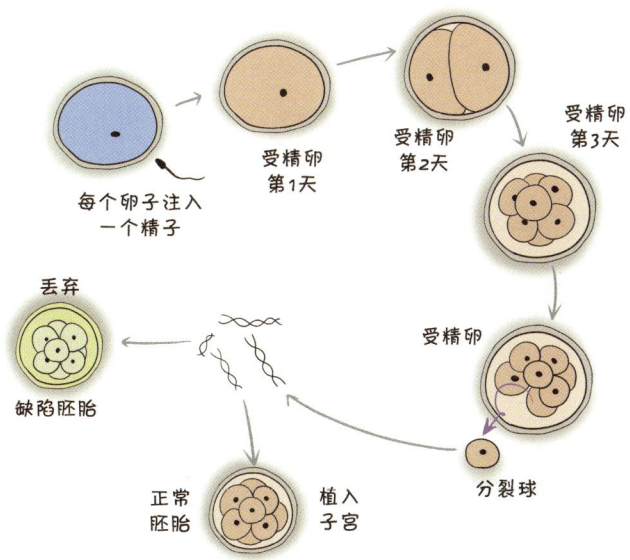

刚才提到的先天性原发性或继发性性腺功能减退患儿,需明确是患儿自发突变或由父母异常基因遗传导致。如为后者,家长想再次生育时,建议至产前诊断门诊进行遗传咨询,再制定生育计划,有时还需要进行胚胎植入前筛查。

(李　妍　王　斐)

参考文献

[1] 鲍俏,张文.小儿隐睾的诊断标准与治疗方案[J].实用儿科临床杂志,2012,27(23):1847-1848.

[2] 葛娟.先天性低促性腺激素性性腺功能减退症的诊治进展[J].国际儿科学杂志,2017,44(11):769-772.

[3] 中华医学会儿科学分会内分泌遗传代谢学组,《中华儿科杂志》编辑委员会.中枢性性早熟诊断与治疗共识(2015)[J].中华儿科杂志,2015,53(6):412-418.

[4] 中华医学会内分泌学分会性腺学组.特发性低促性腺激素性性腺功能减退症诊治专家共识[J].中华内科杂志,2015,54(8):739-744.

[5] Altassan R, Péanne R, Jaeken J, et al. International clinical guidelines for the management of phosphomannomutase 2-congenital disorders of glycosylation: diagnosis, treatment and follow up [J]. J Inherit Metab Dis, 2019, 42(1):5-28.

[6] Barber TM, Kyrou I, Kaltsas G, et al. Mechanisms of central hypogonadism [J]. Int J Mol Sci, 2021, 22(15):8217.

[7] Bradley SH, Lawrence N, Steele C, et al. Precocious puberty [J]. BMJ, 2020, 368(8229):76-79.

[8] Butler G, Purushothaman P. Delayed puberty [J]. Minerva Pediatr, 2020, 72(6):484-490.

[9] Canton A, Krepischi A, Montenegro LR, et al. Insights from the genetic characterization of central precocious puberty associated with multiple anomalies [J]. Hum Reprod, 2021, 36(2):506-

518.

[10] Heras V, Castellano JM, Fernandois D, et al. Central ceramide signaling mediates obesity-induced precocious puberty [J]. Cell Metab, 2020, 32(6):951-966. e8.

[11] Maione L, Bouvattier C, Kaiser UB. Central precocious puberty: Recent advances in understanding the aetiology and in the clinical approach [J]. Clin Endocrinol (Oxf), 2021, 95(4):542-555.

[12] Puligandla PS, Skarsgard ED, Offringa M, et al. Diagnosis and management of congenital diaphragmatic hernia: a clinical practice guideline [J]. CMAJ, 2018, 190(4):E103-E112.

[13] Roberts SA, Kaiser UB. Genetic etiologies of central precocious puberty and the role of imprinted genes [J]. Eur J Endocrinol, 2020, 183(4):R107-R117.

[14] Rosenfield RL. Normal and premature adrenarche [J]. Endocr Rev, 2021, 42(6):783-814.

[15] Tan S, Zhou Y, Zhao H, et al. Comprehensive transcriptome analysis of hypothalamus reveals genes associated with disorders of sex development in pigs [J]. J Steroid Biochem Mol Biol, 2021, 210:105875.